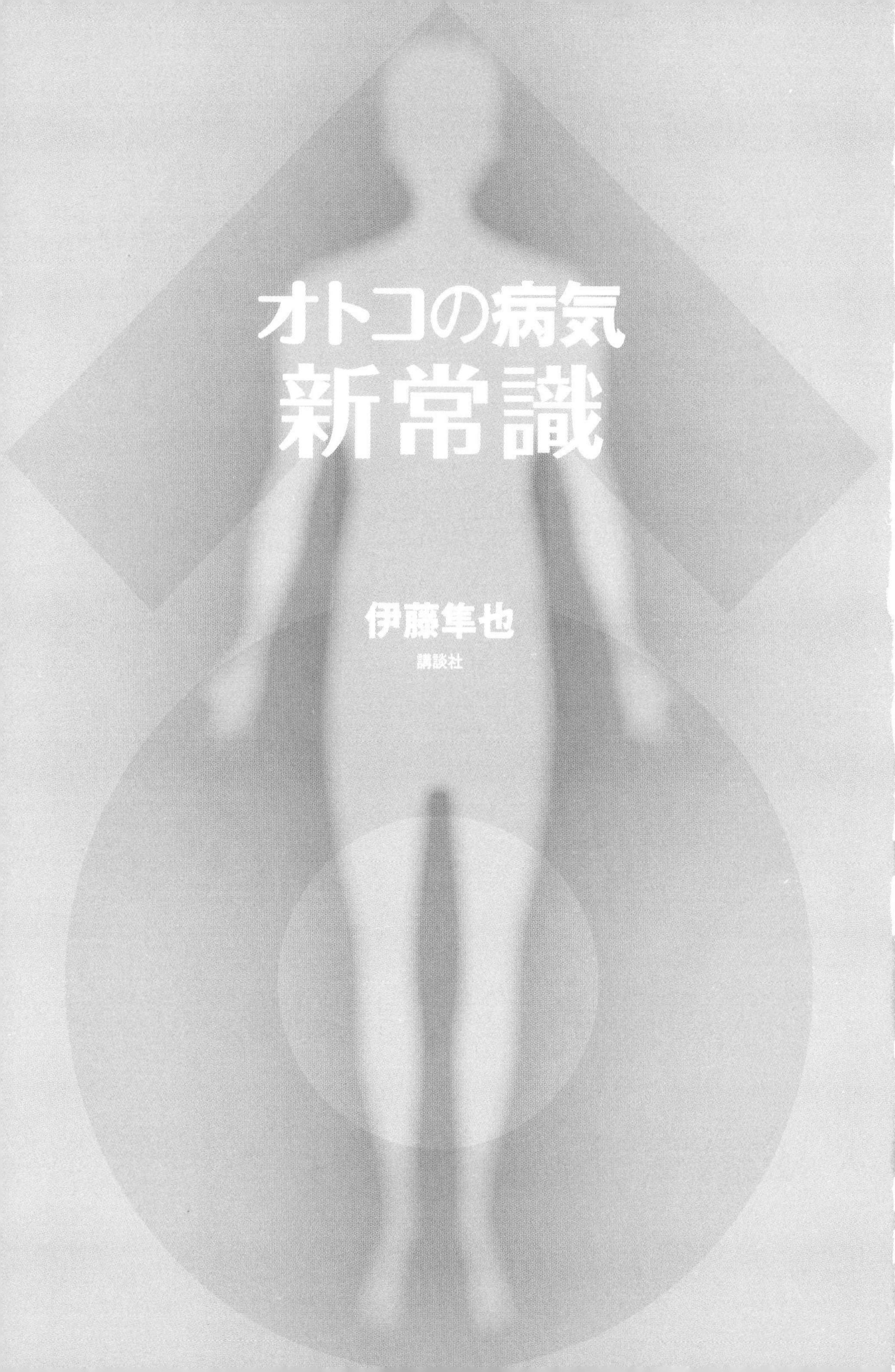

オトコの病気
新常識

伊藤隼也

講談社

オトコはオンナと違う。

男性と女性は、体のつくりや生殖機能などが違うだけでなく、病気の発症率や現れる症状、リスクファクターなどが異なることが、医学的に明らかになってきつつあります。

こうした男女の差「性差」に注目した医療「性差医療」が本格的に始まったのが、20世紀の後半。始まって間もない分野で一般的にはいまだ広く認知されていませんが、がんや生活習慣病などでは性差を示す報告も出てきています。本書ではこの「性差」に注目し、男性特有の病気、かかりやすい病気、性差がある病気などについて専門の医師らに取材、そこで分かった、現代人が知っておいたほうがいい新常識を紹介しました。かかりつけ医も知らない？　最新情報も数多く載せています。

また、本書と同時に『オンナの新常識』も刊行。ご家庭で2冊を読み比べていただくと、男性と女性の健康観や病気の違いが分かり、家族の健康維持や疾病治療に、たいへん役立つのではないかと思います。

医療ジャーナリスト　伊藤隼也

第二の人生を生き生きと過ごすために。

平日は仕事に追われ、休日ともなれば接待ゴルフに家族サービス……少々型にはまりすぎた例かもしれませんが、現代の中高年男性は〝男性としての役割〟を果たすことに疲れきってしまっているように見えます。自分の体について振り返る暇などほとんどない、あるいはなかったというのが大方の男性の本音ではないでしょうか。

若い頃には無理がきいても、その〝つけ〟は確実に体内に蓄積されます。最近では、がんなどの病気が生活習慣から発症する可能性があることも分かってきました。

多くの男性は、ともすれば自分の体の変化や衰えに無自覚になりがちで、気付いたときにはすでに手遅れというケースも少なくありません。しかし、加齢によって生じる体の不調などの負の貯金を意識的に〝自己防衛〟し、最新の医療を受ければ、未来の自分をよりよい方向へ変えられる時代がすでに来ています。

本書は、とくに35歳以上の男性の健康や病気について取り上げています。第1章では男性の気になる病気について、原因や対策など、我々が知っておくべき知識をまとめました。第2章では薄毛や過敏性腸症候群などの男性に多い病気を取り上げ、最新治療を紹介しています。また、第3章では生活習慣病に注目し、リスクや治療法のほか、日常生活で気を付けるべきポイントについてもページを割いて説明しています。食生活のアドバイスなど、読んだ日からすぐに始められるような知識ばかりですので、ぜひ日常生活に取り入れていただきたいと思います。

「人生80年」といわれる時代になりました。定年後には「第二の人生」と呼べる長い時間が残されています。本書の取材を通して分かったのは「第二の人生を生き生きと過ごせるかどうかは、40代から60代の初めにどんな生活を送るかによって決まる」ということです。本書が、多くの男性がより健康で生き生きとした素晴らしい人生を送るための一助となれば幸いです。

CONTENTS

第2章 男に多い病気

第3章 男の生活習慣病

■編集・取材・文
山内リカ　長谷川靖
■造本・装幀
岡 孝治＋椋本完二郎
■本文イラスト
深谷稔子　今泉智恵子
■DTP
リバーズエッジ
■協力
医療情報研究所

第1章

男の気になる下半身の病気

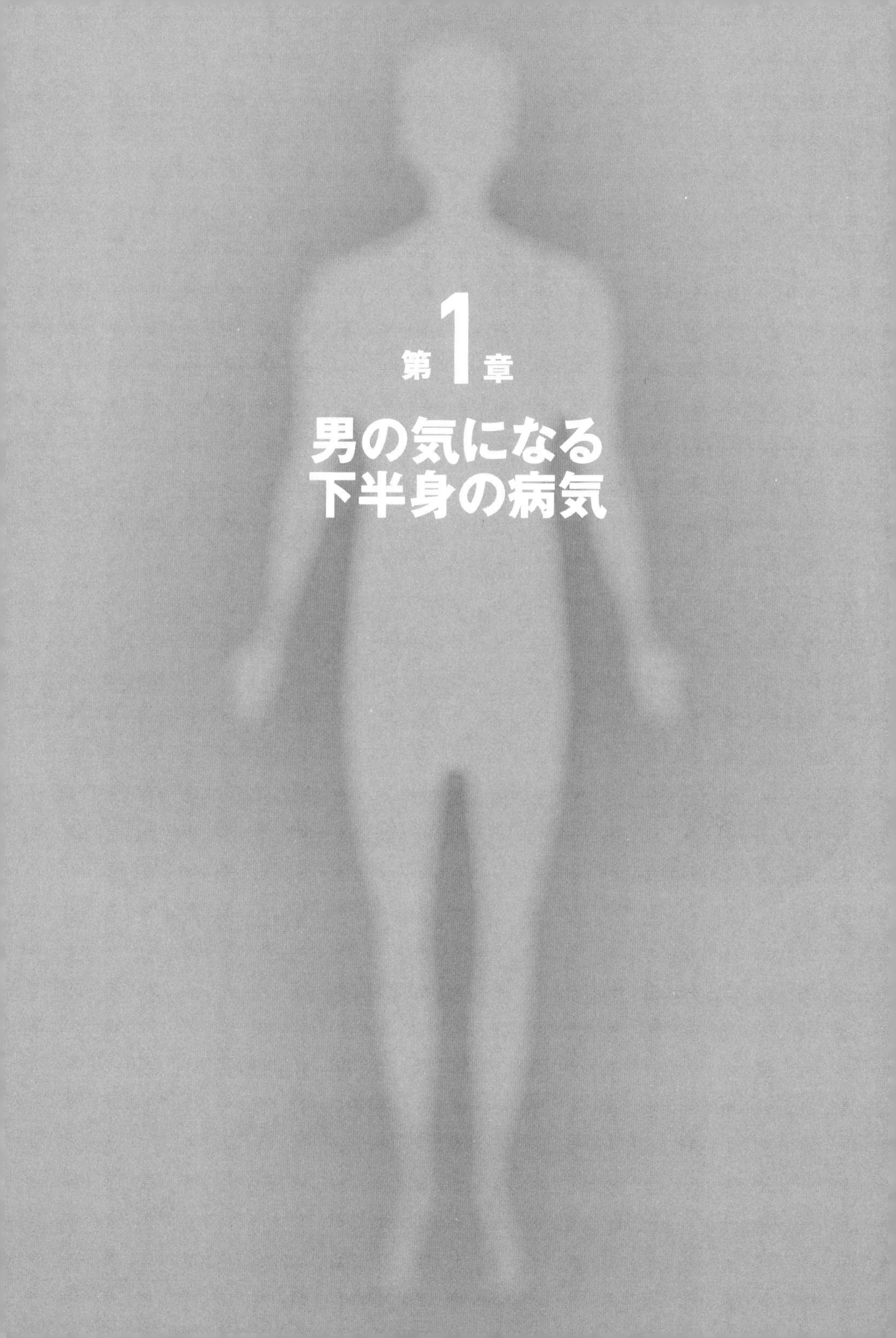

オトコの病気新常識 01 前立腺炎

原因不明の前立腺炎が増えている

精巣《せいそう》や会陰《えいん》部、下腹部の周辺などに何となく痛みや違和感がある。トイレが近く、残尿感がある――こんな症状で泌尿器科に駆け込む男性は多い。それもそのはず、北海道のある町で実施された調査によると、こうした症状が「ある」と答えた男性は、全住民のおよそ8%にも及んだという。

新常識1 炎症かどうかはっきりしない「慢性非細菌性前立腺炎」

実は、前述した症状は、前立腺炎があるときによくみられるものだ。前立腺炎とはその名の通り、前立腺が何らかの理由で炎症を起こした状態で、尿検査や直腸診（肛門から指を入れて直接前立腺に触れる）で診断される。

前立腺炎はその原因や症状の経緯などにより、カテゴリーⅠからカテゴリーⅣの4種類に分類される（表参照）。このなかでとくに多く、患者の9割以上を占めるといわれているのが、カテゴリーⅢの「慢性非細菌性前立腺炎」だ。

細菌の感染によって生じるカテゴリーⅠの「急性細菌性前立腺炎」やカテゴリーⅡの「慢性細菌性前立腺炎」とは違い、患者が多いにもかかわらず、このカテゴリーⅢは、現代の医学をもってしても原因がはっきりと分かっていない。当然、病院で処方された薬を飲み続けても症状は一向によくならず、さまざまな病院を転々とする患者も決して少なくない。

東京慈恵会医科大学附属青戸病院泌尿器科診療部長の清田浩医師は、この不可解な病気をめぐる状況について、アメリカで行

前立腺炎
前立腺は膀胱《ぼうこう》の下部に尿道を取り囲むように位置する男性特有の臓器で、栗の実のような形をしている。精液の一部を作るはたらきがある。1999年にアメリカの国立衛生研究所（NIH）が発表した分類により、前立腺炎は左の表のように分けられている。

前立腺針生検
前立腺がんの検査方法の一つ。肛門から直腸に細い機器を挿入し、超音波で前立腺を観察しながら、がんが疑われる部位に針を刺して組織を採取。染色してがん細胞の有無を調べる。

われた研究の例を挙げながら説明する。

この研究は、「仮にこのカテゴリーⅢが文字通り慢性の炎症なら、前立腺の中に免疫細胞であるリンパ球が多数存在するはずである」という仮説をもとに行われた。カテゴリーⅢの患者に前立腺がんの検査で行う前立腺針生検という組織検査を実施したところ、実際にリンパ球が存在したのは、全体の3割程度の患者だけで、その量もごくわずかだったという。

「つまり、〝前立腺炎〟という名前はついているものの、はたして本当に炎症なのかどうかということさえ、はっきり分からないのです。原因も分からなければ、決定的な治療法もない。名前だけが一人歩きしているというのが現状です」（清田医師）

近ごろではこの〝一人歩き〟に新たな呼び名が加わった。カテゴリーⅡ～Ⅳの慢性症状が「慢性骨盤痛症候群」と呼ばれるようになったのだ。症候群という呼び名は、原因が不明な症状に対してつけられる一時

表　前立腺炎分類チャート

	原因・症状	検　査
カテゴリーⅠ 急性細菌性前立腺炎	大腸菌などに感染することで起こる。排尿時の痛みや残尿感、発熱などの症状がある	通常の尿の検査で、白血球や原因となる細菌が認められる。前立腺を触診すると圧痛がある
カテゴリーⅡ 慢性細菌性前立腺炎	大腸菌などに感染することで起こる。残尿感、頻尿、会陰部の違和感などの症状がある	前立腺をマッサージし、前立腺液を尿道にもみ出してから排尿した尿を検査したときに、白血球が認められる。触診すると圧痛があることが多い
カテゴリーⅢ 慢性非細菌性前立腺炎	原因が不明。残尿感、頻尿、会陰部の違和感などの症状がある	前立腺をマッサージし、前立腺液を尿道にもみ出してから排尿した尿を検査する。白血球のみが認められる場合（炎症性）と白血球も細菌も認められない場合（非炎症性）がある
カテゴリーⅣ 無症候性炎症性前立腺炎	自覚症状がなく、ほかの目的で前立腺や尿、精液を検査したときに、検体中に白血球が認められる	とくに検査は行わない

的なラベルのようなもの。こんなところからも、この症状に対する医学界のとまどいが感じられなくもない。

「興味深いことに、最近では、原因は前立腺そのものではなく〝痛みを感じる側〟にあるのではないか、という方向でも研究が進んでいます。脳にある、痛みを感じる神経線維に何らかの物質が影響を及ぼすことで、下腹部に痛みを感じているのではないか、というわけです」(清田医師)

新常識2 抗菌薬が有効であるという科学的根拠は乏しい

こうした原因不明の症状に対して、わが国ではこれまで、主に抗菌薬による治療を行ってきた。ところが驚くべきことに、「抗菌薬の有効性に関する科学的な根拠は乏しい」と清田医師はいう。

実際、抗菌薬を飲んだ患者と試験用の偽薬(プラセボ)を飲んだ患者とを比較したところ、抗菌薬だけでなく、偽薬でも半分程度の患者に効果が認められたというアメリカのデータがある。医学的にはこれを偽薬の名前からとってプラセボ効果というが、ニセモノの薬でも効果があるということは、精神的な要因がかなり色濃く反映しているのではないかと考えられる。

しかも、この抗菌薬による治療が、さまざまな病院を転々とする患者を生み出している可能性もある。

「一つの抗菌薬が効かなければ、別の抗菌薬に切り替える。それでも治らなければ別の病院に行く……決定的な薬がないから、こういう状況になるのです」(清田医師)

新常識3 前立腺肥大の治療薬が有効な場合も

カテゴリーⅢにはα1受容体遮断薬が有効だという報告もある。これは前立腺肥大症(20ページ参照)の治療薬で、尿道の括《かつ》約筋《やくきん》の緊張を緩和させるはたらきがあるといわれている。

神経線維
神経細胞の一部が細長く伸びた部分のこと。神経線維が束になって神経となる。神経は脳や脊髄《せきずい》内(中枢神経系)のほか、体の隅々にまで張り巡らされているが(末梢神経系)、なかでも神経線維は痛みや運動などの情報を体の各部に伝えるはたらきがある。

抗菌薬
レボフロキサシン(製品名クラビット)やミノサイクリン(製品名ミノマイシン)など。

プラセボ効果
本物に形、大きさ、色を似せて作った偽薬(プラセボ)を投与した結果、薬を飲んでいないにもかかわらず、症状に改善が見られること。「薬を飲んだのだから効くはずだ」という思い込みや、人間が本来持っている自然治癒力が影響していると考えられる。

α1受容体遮断薬
主に前立腺肥大による排尿困難の改善に使われる薬。前立腺に

　また、前立腺のむくみや炎症をとる作用があるといわれているセルニチンポーレンエキス（製品名セルニルトン）が効果的とする報告もあり、こちらはわが国でもよく使われている。

　だが、これらはいずれも治療薬として〝決定的〟と認められる段階には至っていないようだ。予防の上で望ましい生活習慣についても、巷《ちまた》では「射精の回数が多いほうがいい」「体の冷えはよくない」「酒の飲みすぎは禁物」などといわれてはいるが、これらの説を裏付ける医学的な根拠はないと清田医師はいう。

「前立腺炎は、タクシーの運転手や事務関係など、〝座り仕事〟の人に多いという話をよく聞きますが、実際はこの説にも医学的根拠はありません。しかし、診察していると確かに座り仕事の人が多いので、おそらく間違いではないでしょう。座りっぱなしはできるだけ避け、積極的に体を動かしたほうがいいと思います」（清田医師）

新常識4 考えすぎるのは禁物 治療はまず薬をやめてみることから

　では、患者はこの病気に対してどう向き合ったらいいのだろうか。

「似たような症状を訴える患者さんは、どこの国でも5～10％程度はいると考えられます。つまり、男性にはよくある症状で、あまり気にすることはないともいえるのです。どんなに悪くなっても生命に関わることはない。それでも気になって仕方がない人は病院に来ますが、そのうち、いてもたってもいられないほど激しい痛みを訴える患者さんはごくわずかです」（清田医師）

　清田医師は、さまざまな病院を渡り歩いてきた患者に対し、まずこうした前立腺炎の治療をめぐる現状をていねいに話す。すると患者は「それを聞いて安心した」と、ほっとした表情を見せるという。その後、試しにこれまで飲んでいた抗菌薬を打ち切ってもらうと、半数以上の患者は、それだ

ある平滑筋のはたらきを抑え、前立腺部の尿の抵抗を下げることで尿を出やすくする。タムスロシン（製品名ハルナール）やプラゾシン（製品名ミニプレス）など。ただし、前立腺炎の治療では保険が適用されない。

括約筋

　胃の幽門部（十二指腸につながる出口付近）や尿道、肛門などにある輪状の筋肉で、収縮して水道のバルブのようにその部位を閉じるはたらきがある。

　尿道括約筋は尿道の周囲にある筋肉で、排尿をコントロールしている。

予防の上で望ましい生活習慣

　左記がリスクになると指摘されているが、いずれも医学的には十分な根拠は認められていない。

・飲酒や刺激の強い食べ物の摂取
・疲れやストレス
・車の運転やデスクワークなど、座ったまま長時間同じ姿勢をとり続けること
・バイクや自転車などの乗車による会陰部への圧迫
・下腹部の冷え
・サッカーなど接触プレーの多いスポーツ

けで症状が改善するそうだ。ちなみにアメリカでも「初めてカテゴリーⅢと診断された患者のおよそ3分の2は、治療をしなくても半年後には自然に治ってしまった」という報告がある。

患者への説明は、それだけで20分から30分もの時間を要するというから、決して簡単なものではないが、まず患者に安心してもらうことが治療の第一歩なのかもしれない。前立腺炎の治療では、「必要以上に考えすぎないこと」が案外、大切なのだ。

新常識5 おしっこに血が混じっていたら膀胱がんや尿路結石の可能性も

ただし、生命に関わるものではないからと、放っておくのは禁物だ。前立腺炎と似た症状を伴う別の病気が潜んでいることもまれにあるからだ。膀胱がん（52ページ参照）や前立腺がん（44ページ参照）、尿路結石（116ページ参照）などである。

これらの病気の発見が遅れると、症状が悪化して取り返しのつかない事態を引き起こしかねない。「前立腺炎かな？」と感じたら、むしろ医師としてはこういった病気に注意を払うべきで、軽く考えるのは問題と清田医師は警告する。

前立腺炎の検査では、まず尿を採取して、細菌や白血球の数値を調べる。この際、尿に血液が混じっている場合は、膀胱がんや尿路結石が疑われる。

前立腺がんや前立腺肥大症の場合は、直腸診をすれば、その硬さや弾力性から、前立腺炎との鑑別など、ある程度の診断が可能だ。

「60歳以上の方は、念のために前立腺がんのPSA検査も受けておいたほうがいいでしょう。しかし世間では、尿検査や直腸診だけで『慢性前立腺炎』と診断してしまう医師も少なくないのです」（清田医師）

医師の診察を受ける際は、こうした別の病気の可能性も考慮に入れて検査を行ってくれる医療機関を選びたいものだ。

前立腺炎の検査

通常の尿や、前立腺をマッサージした後に前立腺液を含んだ尿を採取し、原因となる細菌の有無や白血球（炎症細胞）の量を調べる。また、直腸診で前立腺の硬さや痛みの程度を調べることもある。

PSA検査

前立腺特異抗原検査。PSAは前立腺で産生されるタンパクで、前立腺がんを発症すると血液中に漏れ、その濃度が上がる。よって、血液中のPSAの値を調べることで、前立腺がんの発症の有無を推測することができる。

COLUMN

〝口は災いのもと〟性感染症の経口感染が増加中

下半身の病気で決して忘れてはならないのが、性感染症だ。最近では、中年男性の患者が増加しているという。

「性感染症の患者数は、性行動が盛んな20代前半をピークに、10代後半から30代前半までが一つの山になります。ただ、最近では50代後半から60代後半までの間にもう一つの〝小さな丘〟が現れるようになりました」

こう話すのは、宮本町中央診療所院長の尾上泰彦医師である。診療の現場でも、50～60代の患者が以前にも増して多く見られるようになったという。それは、この10年ほどの間にバイアグラやシアリスといったED(勃起障害)治療薬が一般的になったことと決して無縁ではないだろう（EDについては28ページ参照）。

ある日突然〝男性の復権〟を果たしたからといって、10年20年と途絶えていた妻との交渉がすぐさま復活するはずもない。そこで、妻にそっぽを向かれた男性は、相手を〝外〟、つまり性風俗店に求める。おりしも巷ではファッションヘルス、ピンクサロンなどと呼ばれる、オーラルサービスが主体の性風俗店が花盛りである。

だが、口なら大丈夫かといえば、決してそんなことはない。男性の性感染症のなかで最も多いのは淋菌《りんきん》感染症（淋病《りんびょう》）とクラミジアだが、そのいずれも、オーラルセックスで感染する可能性がある。尾上医師は「口腔咽頭は性感染症の温床」と注意を促す。

淋菌やクラミジアに感染して咽頭炎になっても、ほとんどの場合は何の症状もみられない。しかし、これらの細菌が陰茎《いんけい》に感染すると、淋菌感染症の場合は2日～1週間後に尿道から黄色い膿《うみ》が出てくる。排尿時、とくに尿の出始めに痛むのも特徴だ。クラミジアの場合は、1～3週間で尿道からの分泌物や尿道のかゆみ、違和感などを認めるようになる。悪化すると精巣上体炎（精巣上体と呼ばれる小さな器官が細菌に感染し、陰のうや下腹部の痛み、発熱などを引き起こす）を発症するおそれがある。まさに、「口は災いのもと」なのである。

こうした性感染症を防ぐためには、「最初から最後までコンドームを付ける。これ以外に予防法はない」と尾上医師。もちろんそれ以前に、性交渉は特定のパートナーに限るのが大原則だ。性感染症に対する〝無知〟が不用意な感染を招くこと、そして、知らず知らずのうちにパートナーを傷付けることにもなりかねないということを覚えておきたいものだ。

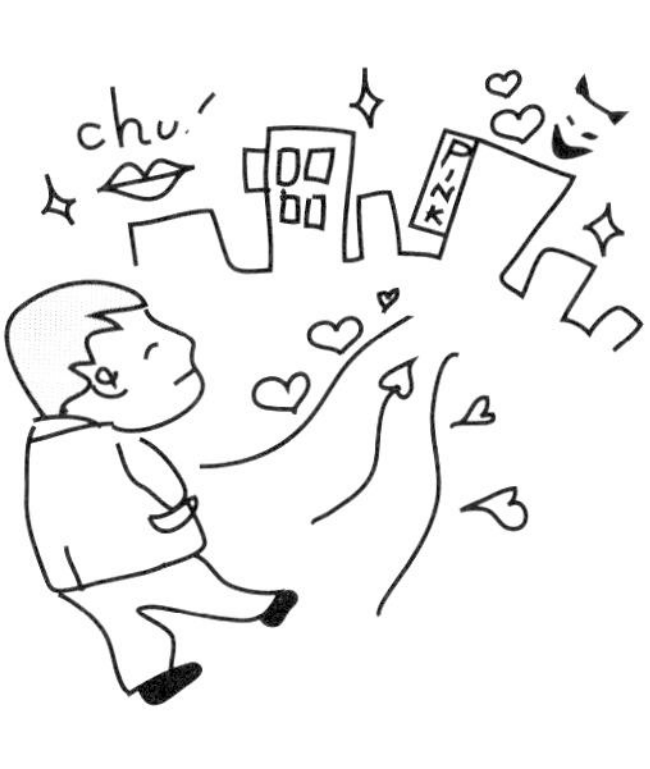

オトコの病気新常識 02 前立腺肥大症

痛みの少ないレーザー治療が標準になりつつある

最近、何となくおしっこの出が悪い……。そんなことを実感しつつも、そのままにしている中年男性は少なくないだろう。だが、もしかしたらそれは、男の沽券ならぬ〝男の股間〟に関わる一大事かもしれない。

男性の膀胱《ぼうこう》の下で尿道を取り囲み、栗の実のような形をしている前立腺。その「実」の部分が肥大し、尿道を圧迫してしまう病気が前立腺肥大症だ（イラスト1参照）。早い人なら40代でおしっこの勢いがなくなる、時間が長くなる、といった症状が出始め、否応なく老化の始まりを実感させられる。命に別状はないが、重症になれば尿が出なくなるなど、大変なことになるのは間違いない。気になる人は、まずは22ページのチェック票「国際前立腺症状スコア（IPSS）」で確かめてみるとよい。

新常識1 前立腺肥大症を放置しておくと重い腎障害を引き起こすことも

厚生労働統計協会が２００２年に行った調査によると、前立腺肥大症の患者は国内に39万８０００人。１９８７年の調査では13万５０００人だったから、患者数は15年間で約3倍に膨れ上がったことになる。

一説によれば、この病気は50代以降の男性の５人に１人がかかっているともいわれており、医師の診察を受けていない患者の数はこの数字よりはるかに多いと考えられる。団塊の世代の男性が続々と社会の第一線から退き始めている近年、医療機関を受診する患者の数はさらに増加するのではないかと想像できる。

厚生労働統計協会の調査

厚生労働統計協会「患者調査」。患者の医療機関の利用状況を明らかにするために、全国の病院・診療所・歯科診療所などを対象に3年周期で行われている。

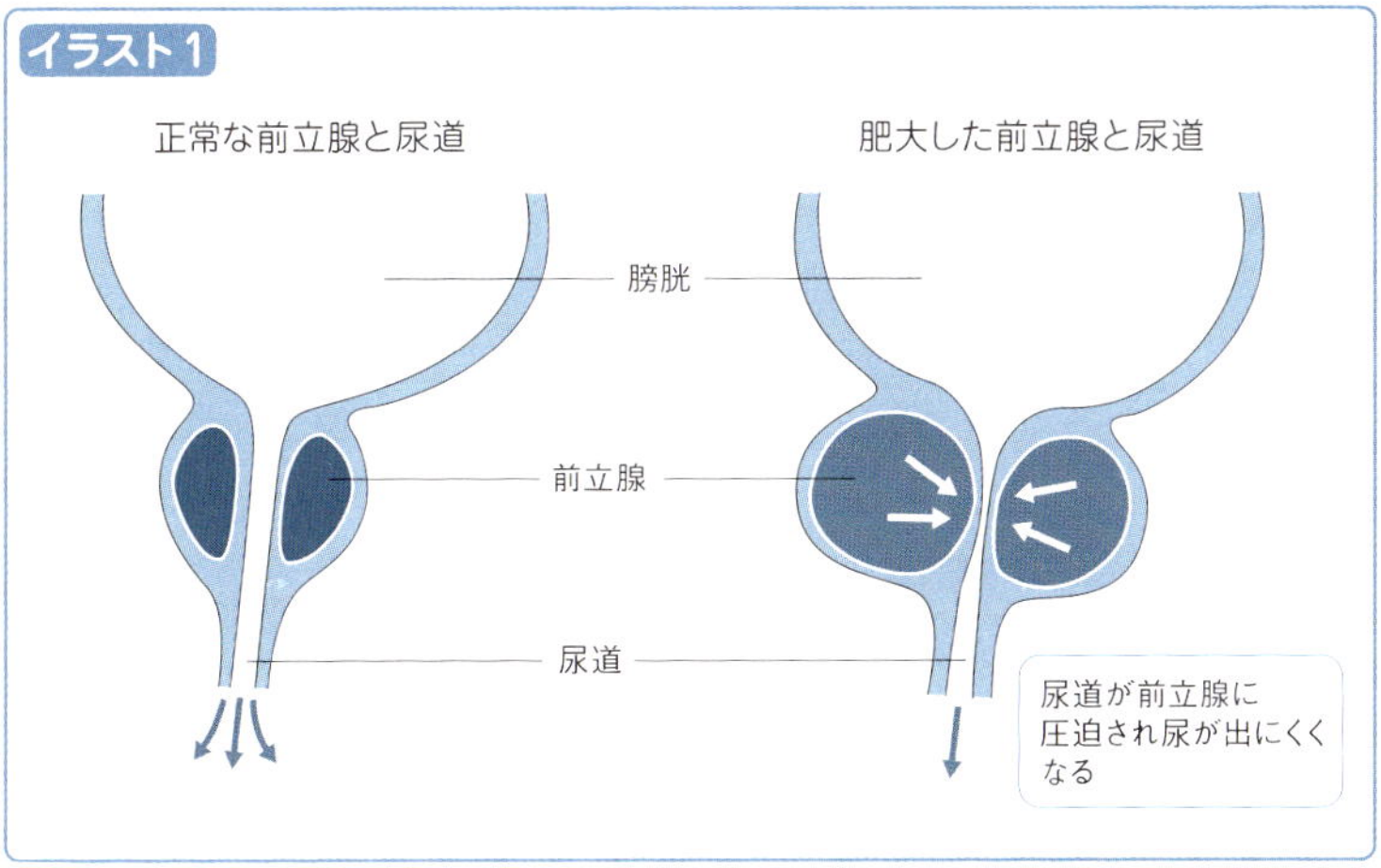

（東海大学医学部付属病院泌尿器科ホームページより）

前立腺肥大症になる原因はよく分かっていないが、発症するとまず前立腺が徐々に膨れ上がって尿道を圧迫し、尿の流れが悪くなって残尿感を覚えるようになる。また、排尿しても膀胱が空にならず、夜間に何度もトイレに行ったり、尿のキレが悪くなったりする（図参照）。

症状が悪化すると、尿が完全に流れない尿閉という状態になり、膀胱内の圧力が高くなって腎臓に大きな負担がかかってしまう。ときには腎盂腎炎《じんうじんえん》や腎障害などを引き起こす危険性もあるので注意が必要だ。

新常識 2 検査で最も重要なのは前立腺がんとの鑑別

前立腺肥大症の検査では、直腸診が行われることが多い。医師が手袋をはめた指を肛門から挿入し、直腸の壁ごしに前立腺に触れて肥大の有無を調べる。専門医なら、前立腺の大きさや硬さから、肥大の程度を判断することができる。前立腺肥大症なら、前立腺にゴムまりのような弾力を感じるという。

検査の際に最も大切なのは、似たような

症状の悪化

前立腺肥大の悪化を防ぐ方法には、以下のようなものが挙げられる。

①アルコールを飲みすぎない
②刺激の強い食べ物、動物性脂肪、タンパク質のとりすぎを避ける
③尿意をガマンしない
④便秘をしない
⑤下半身を冷やさない
⑥適度な運動と水分補給を心がける

腎盂腎炎

腎盂とは腎臓と尿管の接続部にある部分。この腎臓や腎盂の片方または両方が細菌に感染し、炎症を起こした状態が腎盂腎炎。健康な人の場合は尿が腎臓の細菌を洗い流しているが、前立腺肥大症になると、尿の流れが悪くなるため、腎盂腎炎の発症リスクが高くなる。

国際前立腺症状スコア（IPSS）

最近１ヵ月間において	なし	まれに（５回に１回未満）	たまに（２回に１回未満）	ときどき（２回に１回くらい）	しばしば（２回に１回以上）	ほとんどいつも
おしっこをした後、尿がまだ残っている感じがありますか？	0	1	2	3	4	5
おしっこをした後、２時間以内にもう一度トイレに行くことがありますか？	0	1	2	3	4	5
おしっこの途中で尿が途切れることがありますか？	0	1	2	3	4	5
尿意をガマンできないでもらしたりトイレに急ぐことはありますか？	0	1	2	3	4	5
おしっこの勢いが弱いと感じるのは、どのくらいの頻度でみられますか？	0	1	2	3	4	5
おしっこのときにいきむことがありますか？それはどのくらいの頻度でみられますか？	0	1	2	3	4	5
一晩に何回くらいトイレに起きますか？（回数）	0	1	2	3	4	5

上記の合計点が８点以上の場合はより詳しい検査が必要です　　　　点

国際前立腺症状スコア（IPSS）

　前立腺肥大症の自覚症状を客観的に評価するために、アメリカ泌尿器科学会が作成したアンケート方式の検査。尿路の症状にはさまざまな要素が関係しているため、このスコアだけで完全な評価はできないが、治療方針を決めたり、治療効果を判定する際に活用されている。

　検査は、最近1ヵ月間の排尿の状況に関する7項目の質問に回答し、点数を合計する。7点以下は軽度、8点から19点は中程度、20点以上は重度とされることが多い。

症状をともなう前立腺がんと区別することだ。そのために、前立腺がんが疑われる患者には、PSA検査や超音波検査なども行われる。

治療は症状の進み具合によって、経過観察から薬物治療へ、そして症状が重ければ手術となる。最近では、重症患者に対しては「ホルミウムレーザー」を使った痛みの少ない治療をすることが多い。この治療の第一人者、渕野辺総合病院泌尿器科部長の設楽敏也医師に話を聞いた。

設楽医師が力を入れているのは、「HoLEP（ホルミウムレーザー前立腺核出術）」と呼ばれる治療法だ。これは、尿道から差し込んだ細いファイバーでホルミウムレーザーを照射して肥大部をくりぬき、それを生理食塩水で満たされた膀胱内に落とし、モーセレーター（鋭い刃で病変を粉砕しながら吸引する管状の機器）で取り出す方法。つまり、栗の実と皮の境目をたどりながら、実だけをていねいにはがし、粉々にして吸い出すというわけである（イラス

図　前立腺肥大症の進行

第１期　刺激期（刺激症状）

- トイレが近くなる
- トイレに頻繁に行きたくなる（とくに夜間）
- 急いでトイレに行かないともれそうになる

▼

第２期　残尿発生期（閉塞症状）

- トイレに行ってもなかなか尿が出ない
- 排尿の途中で尿が途切れてしまう
- 尿のキレが悪い
- 排尿してズボンをはいた後に尿が出て、下着を汚してしまう

▼

第３期　慢性尿閉期（尿閉）

- 尿がまったく出なくなる
- 下腹部がパンパンに張って苦しい

PSA検査
18ページ脚注参照。

超音波検査
前立腺肥大症や前立腺がんの検査の場合は、肛門から細い超音波発生装置（プローブ）を挿入して行う。肥大した部分の大きさや腫瘍の有無などが分かる。

生理食塩水
血液や体液と浸透圧がほぼ等しい約0・9％の食塩水のこと。水分欠乏時の点滴や注射薬の基剤、ケガの際の皮膚洗浄などに使われる。

ト2参照)。
患者は腰椎《ようつい》麻酔をかけられ、足を軽く開いて仰向けになる。この状態で患者の尿道からレーザー付きの内視鏡を差し込んで、患部にレーザーファイバーを小刻みにあてていく。治療にかかる時間はたったの1時間だ。

新常識3 痛みの少ない手術「HoLEP」痛み止めが不要なことも

従来は「TURP(経尿道的前立腺切除術)」という手術法が前立腺肥大症の世界標準とされてきた。これは、尿道から内視鏡を入れ、肥大した部分を電気メスで削り取る方法だ(イラスト2参照)。しかし、この方法をとると一定量の出血があり、まれに輸血が必要になることもある上、頭痛、おう吐、けいれんなどの、水中毒と呼ばれる合併症が起きるリスクもある。

肥大が大きくなりすぎてTURPでの治療が困難と判断された患者に対しては、開腹手術が行われることもある。メスで下腹部を切開するわけだから、傷の大きさはH

イラスト2 HoLEPとTURPの治療法の違い

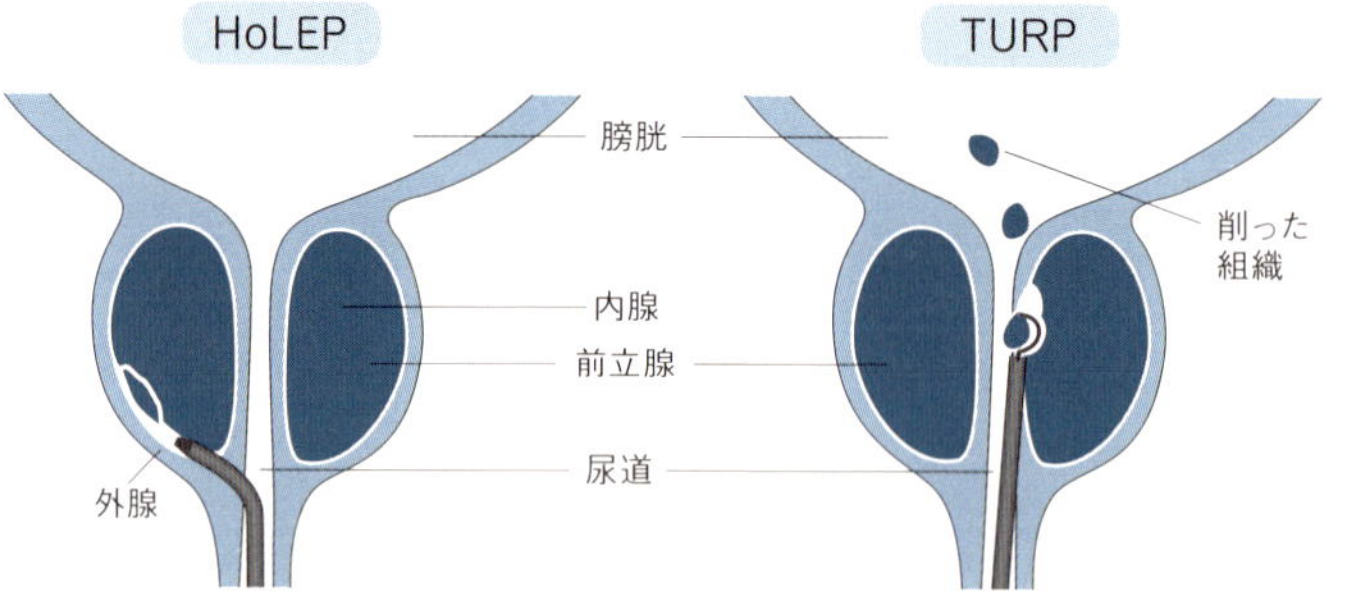

内視鏡を尿道から通し、レーザーファイバーを内腺と外腺の境目にあてる先端から出るホルミウムレーザーで、肥大部をくりぬく

内視鏡を尿道から通して、電気メスで肥大した前立腺を少しずつ削り取る

腰椎麻酔
下半身の知覚をマヒさせるための局所麻酔法。背部から腰椎を通してくも膜下腔内に注射針を入れ、局所麻酔薬を注入する。

水中毒
体内の水分が過剰になった結果、電解質のバランスが崩れ、低ナトリウム血症を起こす。軽度の症状は疲労感や頭痛、吐き気などだが、重度になると昏睡《こんすい》状態となり、死に至ることもある。

開腹手術
下腹部の恥骨の上や陰のうと肛門の間などを切開し、前立腺の肥大した部分を切除する方法。TURPやHoLEPが一般的になった現在では、あまり行われていない。

ｏＬＥＰやＴＵＲＰとは比較にならないほど大きいことはいうまでもない。

ＴＵＲＰや開腹手術で患者にとって何よりつらいのは痛みだといわれる。ＴＵＲＰでさえも、術後数日間は鎮痛薬が必要だ。ところが、「ＨｏＬＥＰのレーザーならわずか０・４㎜しか侵襲しないため、痛みが少ない」と設楽医師は胸を張る。

「導入当時は痛みが出るといわれていましたが、手術法が改善されたいまは、痛み止めの坐薬を使う患者さんは１割程度です」

ＴＵＲＰの入院期間が平均７～10日間なのに対し、ＨｏＬＥＰは半分以下。健康保険が適用されるため、費用もほとんど変わらない。患者にとっていいことずくめなのだ。しかも、ラクになったのは患者だけではない。

「ホルミウムレーザーだと治療と同時に止血ができるため、出血がきわめて少ないのです。手術中の血圧や脈拍などの変化が少ないから、麻酔科医の心配も減ります。また、医師が慌てずに済むので、看護師の負担も軽くなる。この病気に関わるすべての人のストレスが軽減したといってもいいでしょう」（設楽医師）

新常識4 ＨｏＬＥＰなら尿もれも短期間に抑えられる

ところで、このＨｏＬＥＰはどんなタイプの患者でも選択可能なのだろうか。

設楽医師は「議論はあるかもしれませんが」と前置きした上で、「大きさによらず、どんな肥大でも可能です」と断言する。

ＨｏＬＥＰを受けると術後、一時的な尿もれを起こしやすいとの指摘もある。それでもレーザー照射の際、括約筋《かつやくきん》という排尿時に使う筋肉に影響を与えないよう、できるだけ括約筋から離して照射すれば、ほとんどの患者は２～３日で尿もれが解消するという。

国内のＨｏＬＥＰの症例数は約４０００例（２００８年）で、前立腺肥大症の治療

費用
平均的な入院の場合3割負担で15万円程度。高齢者（1割負担）で5万円程度。

括約筋
17ページ脚注参照。

の1割を占める。これまで、機器が高額（渕野辺総合病院にあるもので3200万円）、医師の技術が追いついていない、などの理由で普及しにくかったが、現在では年間100例以上行う病院も出てきている。ＨｏＬＥＰの普及にも力を入れる設楽医師は、手術の見学を希望する医師を積極的に受け入れ、全国各地を指導や講演に飛び回っている。

新常識5 前立腺肥大症は薬だけでは完治は不可能

症状が軽く、日常生活にとくに支障がない場合は、経過観察や薬物治療も選択肢の一つである。

薬物治療では、括約筋の緊張を緩めるはたらきがあるα1受容体遮断薬や、肥大した前立腺を縮小させる抗男性ホルモン剤、ほかに植物製剤、漢方薬などが使われる。だが、これらは症状を抑える効果はあるものの、根本的な治療にはつながらないため、あくまで症状が軽い場合に限られる。

それにもかかわらず、「前立腺肥大症は薬で治す病気」とやみくもに信じる医師や患者がいまでも多いことを、設楽医師は気にかけている。

「**薬物治療は、症状の改善にはつながっても、完治させることはできません。**医師の知識不足が患者の選択肢の幅を狭めてしまうのは、非常に惜しいことです」

ＨｏＬＥＰに関しても、医師の知識とそれに裏付けられた高いレベルの技術を伴ってこそ、前立腺肥大症の最良の治療の一つになる。

以前は、ＨｏＬＥＰの看板を掲げる病院のなかには、治療時間が長く、尿失禁の後遺症が長引くような施設もあったが、近年ではＨｏＬＥＰの有効性は学会でも認められるようになり、確かな技術を持った医師が増えている。いまや、ＨｏＬＥＰは前立腺肥大症治療の有力な選択肢の一つと考えてよさそうだ。

α1受容体遮断薬
17ページ脚注参照。

抗男性ホルモン剤
アリルエストレノール（製品名パーセリン）、クロルマジノン（製品名ルトラール、エフミンなど）など。前立腺肥大症は男性ホルモンのはたらきによって起こるといわれているため、これらの抗男性ホルモン剤で男性ホルモンの作用を抑え、前立腺を小さくする。

植物製剤
植物由来の成分が含まれている薬剤。前立腺肥大症の治療には、エビプロスタット（製品名エビプロスタット）、セルニチンポーレンエキス（製品名セルニルトン）などが使われる。

漢方薬
前立腺肥大症では、頻尿、残尿感などの症状を緩和させるために、八味地黄丸《はちみじおうがん》、猪苓湯《ちょれいとう》などが使われる。

COLUMN

前立腺肥大症の症状は ノコギリヤシで改善するのか?

　ノコギリヤシという植物をご存じだろうか。北米の海岸部に自生しているヤシ科の植物で、ノコギリ状の葉をもつことからこの名前が付いている。アメリカの先住民の間では、古くからこの植物の果実をスタミナ源として食べる習慣があったという。

　このノコギリヤシの果実に含まれるエキスが、前立腺肥大症で起こる排尿困難などの症状を軽減させる効果があるという説がある。最近では、ノコギリヤシのエキスの成分を配合したサプリメントがさまざまなメーカーから発売されているが、そもそもこの説に科学的根拠はあるのだろうか。

　ある製薬会社が東京都内の医療機関の協力を得て実施した臨床試験によると、ノコギリヤシのエキスを含んだ食品を8週間とり続けた患者は、同形状のニセモノをとり続けた患者に比べ、ＩＰＳＳ（22ページ参照）において改善が見られた。また、残尿感や尿の勢いの低下といった閉塞症状にも改善が見られ、頻尿、尿意切迫感などの刺激症状においても改善傾向を示した。この結果について同社は、「ノコギリヤシは健康食品として日本でも広く使用されてきたが、前立腺肥大症患者について有効性が日本人で確認されたのは、今回の研究が初めて」と発表している。なお、この研究成果は、２００８年に行われた第11回日本補完代替医療学会で発表された。

　その一方で、海外では、「ノコギリヤシは、前立腺肥大症で起こる尿路症状の改善に効果はない」とする意見もいまだ根強い。

　アメリカで行われた調査によると、ノコギリヤシの効果に関する数々の研究の中から一定の基準を満たすものを抽出して総合的に検討した結果、ＩＰＳＳのスコア、閉塞症状、刺激症状のいずれにおいても、偽薬を上回る効果は見られないという結論に達した。

　いずれにせよ、前立腺肥大症の症状に対するノコギリヤシの効果については、確かなことがいえる段階にはないようだ。それに本文中でも述べたとおり、薬による治療は、症状が改善することはあっても完治にはつながらない。ましてや素人判断で医師の診断を受けずに症状を放置し、科学的根拠の乏しい薬だけに頼っていると、前立腺がんの発見を遅らせる結果にもなりかねない。

　近年では、ＨｏＬＥＰをはじめとした低侵襲の治療法が国内に普及し始めている。気になる症状があったら、自力で対処しようとせず、医師の診察を受けて適切な治療法を選択するのが最善の方法だろう。

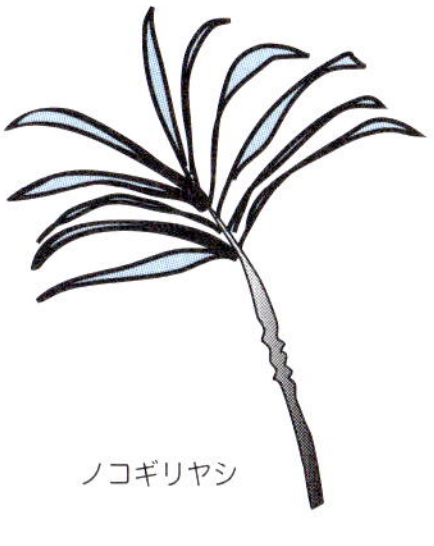

ノコギリヤシ

ED治療はオトコの復権。うしろめたさを感じるな

勃起障害はかつてインポテンツとよばれて性的不能と同一視されており、友人どころか医師に相談するのもはばかられるような状況だった。

しかし、バイアグラ（一般名シルデナフィル）という画期的な治療薬の登場とともに、「ＥＤ（Erectile Dysfunction：勃起障害）」という呼称が生まれ、病気への理解も進んだ。テレビや雑誌などで取り上げられることも多くなり、いまやこの名はすっかり市民権を得たといえよう。

新常識1 患者は国内に約1130万人 3割の夫婦が「EDの経験あり」

日本のＥＤ患者は、常にセックスができない重症例と、ときどきできない中等症例を合わせると、約１１３０万人いると推計されている。日本人男性の人口は約６２００万人。このほかにも軽症例がかなりいると考えられることを考慮に入れると、この患者数は驚くべき数字である。

また、約２０００組の夫婦を調査したところ、そのうち約３割が「ＥＤの経験がある」と回答したというデータもある。もはやＥＤは、すべての男性にとって「今そこにある危機」といっても過言ではない。

「かつては、ＥＤになる男性といえば〝真面目でプライドが高く、他人とフランクに付き合うのが苦手なタイプ〟という傾向がありました。でも、最近ではそうした偏りはなくなり、〝普通の人〟が受診する例が増えています。バイアグラが発売されて10年以上が経ち、治療薬が認められたことで、社会的にも少しずつ受け入れられてきたの

データ
ファイザー社調査資料（２０００年）より。

バイアグラの発売
１９９８年にアメリカで発売され大きな話題を呼んだバイアグラは、日本でも１９９９年３月から、医師から処方された場合に限り手に入るようになった。25㎎錠と50㎎錠の2種類が発売されているが、病気を根本から治す薬ではなく、現在も保険適用外の自由診療となっている。

ではないでしょうか」

　こう語るのは、東邦大学医療センター大森病院泌尿器科教授の永尾光一医師だ。同氏は同病院のリプロダクションセンターで、年間約2500人（再診含む）もの患者と向き合っている。

新常識2 セックスの失敗がさらなるストレスに

　EDの定義は、「セックス時に十分な勃起が得られないため、あるいは十分な勃起が維持できないために、満足なセックスが行えない状態」である。その原因から、血管や神経、内分泌など体に問題のある器質性のものと、それ以外の機能性（心因性など）のものに分けられる。

　器質性のEDは50代以降に多く、動脈硬化や糖尿病、高血圧、脂質異常症などの生活習慣病や、加齢による男性ホルモンの低下、喫煙などがリスクファクターになっている。

　一方、機能性のEDは30代から40代に多く、仕事や家庭生活などのストレスに加え、セックスの失敗体験などが影響を与えていることもある。

　EDというと、〝中高年の病気〟というイメージを持つ人も多いのではないだろうか。だが、同センターを訪れる患者で最も多いのは、意外にも30代だという。

「最近目立つのは、不妊治療に起因したEDですね。このところ30代になってから妊娠を望む夫婦が比較的増えていますが、年齢が上がるにつれて妊娠しづらくなり、そのことが心理的負担になってしまうのです」（永尾医師）

　例えば、「タイミング法」と呼ばれる不妊治療をする場合、女性の基礎体温をもとに排卵日を割り出して、その日にセックスをしなければならない。この「しなければならない」が何回も続くと、男性は必要以上のプレッシャーを感じ、それがEDの原因になってしまうのである。

不妊治療
　タイミング法やホルモン剤を使って排卵を誘発する方法のほかに、最新の医療技術を使って人工的に授精をサポートする方法も行われている。具体的には、採取した精液を子宮に直接注入する人工授精、卵巣から卵子を体外に取り出し、ガラス容器の上で精子と受精させて子宮に戻す体外受精、顕微鏡下で直接精子と卵子を受精させて子宮に戻す顕微授精などの方法がある。

基礎体温
　睡眠中など心身を安静にしているときの体温。女性の基礎体温は、月経周期など体のリズムによって微妙に変化する。そのため、基礎体温を測ることで、女性ホルモンの分泌状態を知ることができる。基礎体温は排卵や月経、妊娠などに関する大切な情報源といえる。

また、これに近いものとして、こんな例もある——。

①妻が友達から「妊娠するには毎日セックスをしなければならない」というウワサ話を聞きつけた。毎日、仕事後に夫婦でもう一つのお勤めに励み続けた結果、夫の体が音を上げてしまった。

②妻が「セックスは男性がすべてお膳立てするもの」という考え方を持っている。そのため、夫はまったく刺激が得られず、困り果てている。

このように、セックスや異性の体に対する理解不足がEDの引き金になっていることもあるのである。

新常識3 カウンセリングと薬物治療でほとんどが〝男性の復権〟を果たす

病院を受診する悩める男性に対し、永尾医師の診察では、まず、問診（表1参照）や性機能・性生活に関するアンケートと簡単な心理テストをする。

このほかに最近では、EHS（Erection Hardness Score：勃起硬度評価測定）というアメリカで開発された簡便な問診票が日本でも使われており、これもを合わせて実施する（イラスト参照）。これは「あなたは自分の勃起硬度をどのように評価しますか？」という質問に対し、「グレード0：陰茎《いんけい》は大きくならない」から「グレード4：陰茎は完全に硬く硬直している」の、5つの中から適当なものを選ぶという測定法。グレード2以下はもちろんだが、グレード3でも、満足なセックスに支障が出ていれば、ED治療の対象になるという。

治療は、カウンセリングと薬物治療が中心となる。心因性のEDの場合、ほとんどの患者がこの2つの治療で男性としての〝復権〟を果たすそうだ。カウンセリングでは、ときにはパートナーの女性に助言することもあるという。

「先ほどの①の例のように、明らかに知識が間違っている場合は、奥さんにきちんと

問診

EDは生活習慣病や加齢などの身体的要因のほかに、仕事や日常生活上のストレス、過去の性体験の記憶などの心理的要因も大きく影響している。永尾医師は診察の際に表1のような問診票を使い、患者の日常生活の状況や気力の有無、性格の傾向などを把握し、治療に生かしている。

性機能・性生活に関するアンケート

「最近、性交の試み（失敗も含めて）は何日ぐらいありましたか」「そのうち、挿入や射精は何日できましたか」「最近、あなたの最大の勃起角度はどのくらいですか」などの質問に答える。

EHS（勃起硬度評価測定）

患者自身がEDの症状を簡便に評価できる方法として、アメリカで開発された測定法。2009年には米国版をもとに日本版EHSが開発され、国内のED治療の現場で活用され始めている。

表 1　ED の診断に使用する問診票

質問	いいえ	はい		
		ときどき	しばしば	常に
1. 体がだるく疲れやすいですか				
2. 騒音が気になりますか				
3. 最近気が沈んだり気が重くなることがありますか				
4. 音楽を聴いて楽しいですか				
5. 朝のうちとくに無気力ですか				
6. 議論に熱中できますか				
7. 首すじや肩がこって仕方がないですか				
8. 頭痛持ちですか				
9. 眠れないで朝早く目覚めることがありますか				
10. 事故やケガをしやすいですか				
11. 食事が進まず味がないですか				
12. テレビを見て楽しいですか				
13. 息がつまって胸が苦しくなることがありますか				
14. のどの奥に物がつかえている感じがしますか				
15. 自分の人生がつまらなく感じますか				
16. 仕事の能率が上がらず何をするにもおっくうですか				
17. 以前にも現在と似た症状がありましたか				
18. 本来は仕事熱心で几帳面ですか				

質問の各項目についてあてはまるところに ○ をつけてください

イラスト EHS（勃起硬度評価測定）

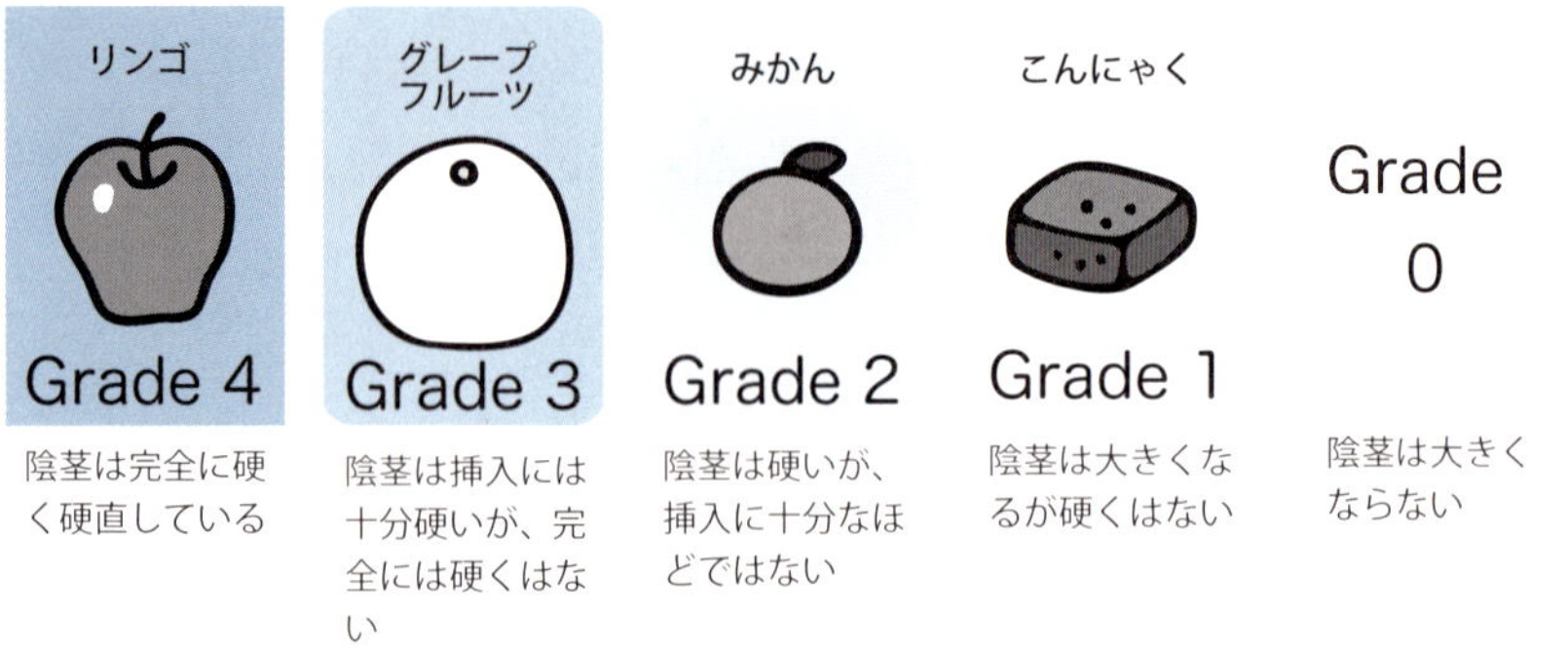
リンゴ
Grade 4
陰茎は完全に硬く硬直している
グレープフルーツ
Grade 3
陰茎は挿入には十分硬いが、完全には硬くはない
みかん
Grade 2
陰茎は硬いが、挿入に十分なほどではない
こんにゃく
Grade 1
陰茎は大きくなるが硬くはない
Grade 0
陰茎は大きくならない

表 2　ED 治療薬の特徴

薬　名	バイアグラ 50 ㎎	レビトラ 10 ㎎	シアリス 10 ㎎
日本での発売年	1999 年	2004 年	2007 年
服用時期	セックスの 1～3 時間前	セックスの 1～3 時間前 （10 分前でも 2 割の人が有効）	セックスの 1 時間～1 日半前 （いつでも好きなときに）
最もよく効く時間	内服後 約 1 時間	内服後 約 1 時間	内服後 約 2 時間
性的刺激	陰茎刺激が必要	陰茎刺激が必要	陰茎刺激が必要
食事直後に内服	普通食・高脂肪食で 効果低下	高脂肪食で 効果低下	影響なし
飲酒	飲みすぎで 効果低下	飲みすぎで 効果低下	飲みすぎで 効果低下

説明し、正しい知識を身につけてもらいます。また、②の例のような場合は『奥さんが悪い』というわけにもいかないので、『少しは旦那さんを刺激してあげてみては？』と、やんわりと男性の気持ちを代弁してあげるわけです」（永尾医師）

新常識4 用量・用法を守れば きわめて安全なED治療薬

ED治療薬は現在、シルデナフィル（製品名バイアグラ）、バルデナフィル（製品名レビトラ）、タダラフィル（製品名シアリス）の3種類が、わが国で承認されている（表2参照）。

陰茎の神経末端には、性的刺激を受けたときに勃起を促進させる物質が存在する。その一方で、その物質を分解する酵素PDE5（ホスホジエステラーゼ5）もある。3つの治療薬はいずれも、このPDE5をブロックするPDE5阻害薬で、服用すると勃起を持続するのに十分な血流が得られる。効きの早さ、効果の持続時間などに多少の違いはあるが、はたらきはほぼ一緒と考えていい。

「ただ、血管拡張作用のある狭心症の治療薬（硝酸剤のニトログリセリンなど）や降圧薬、排尿障害の治療薬などとは一緒に使うことができません。併用すると血圧が急激に下がり、非常に危険だからです。しかし、この点にだけ気を付けていただければ、ED治療薬はとても安全な薬です。これまで重篤な副作用も起きていません」（永尾医師）

世間では何かと誤解や誤った噂の多いED治療薬。安全に使うためには、まず自分の体の状況や性生活の状況などを医師にきちんと説明し、適切に処方してもらった上で、用量や用法を守って正しく使うことが大切だ。最近ではニセモノのED治療薬が氾濫しているが、病院に行くのが面倒でも、個人輸入などによる安易な使用は控えたほうが賢明である。

ED治療薬
本文で挙げた3つの薬の作用のしくみはまったく同じだが、少しずつ異なる特徴を持っている。永尾医師によれば、バイアグラと比較してレビトラは「多少早く効果が出る傾向がある」、シアリスは「効果の持続時間（性的刺激が陰茎に伝わりやすい時間）が長い」という。

PDE5
主に陰茎組織にみられる酵素で、勃起とその維持のために重要な生体内伝達物質であるサイクリックGMP（cGMP）を分解するはたらきがある。

新常識5 肺高血圧症の治療薬として期待されるバイアグラ

最近では、これらのＥＤ治療薬に含まれる成分が、ほかの病気の治療にも効果があることが注目されている。

例えばバイアグラの成分であるシルデナフィルを用いたレバチオ（製品名）という肺高血圧症の治療薬として２００８年に認可された。シアリスは膀胱《ぼうこう》をリラックスさせ、残尿感を解消させる効果があるため、前立腺肥大症（20ページ参照）の治療薬として現在、臨床試験中だ。もはやＥＤ治療薬を使うことに〝うしろめたさ〟を感じる必要はまったくないといっていいだろう。

「いい年をして……」という躊躇《ちゅうちょ》も無用だ。永尾医師によると、「廃用性萎縮《いしゅく》」は、男性自身にも起こりうる。逆にいうと、定期的に射精の機会を持っていれば、〝生涯現役〟も十分可能なのだ。

国内に１１３０万人いると推計されているＥＤ患者のうち、医療機関を受診して治療を受けている患者は1割程度といわれる。元来、性に関する話をオープンにする習慣があまりない日本人にとって、これは致し方ないことかもしれない。

だが、もう年だからとあきらめず、積極的に専門医を受診して薬を使ってみるのも、活力ある人生を生きる一つの方法かもしれない。

「薬をうまく使えば、倦怠期のパートナーとの関係が新鮮に感じられることもあるでしょう。何より、男性にとっては〝できる〟〝能力がある〟ことが大きな自信になる。気力充実で仕事にも取り組めるのではないでしょうか」（永尾医師）

ちなみに、ＥＤの自己診断はＩＩＥＦ５（国際勃起機能スコア）がインターネット上で気軽に利用できる。21点以下なら「ＥＤの疑いあり」だそうだ。試してみてはいかがだろうか。

肺高血圧症
心臓から肺に血液を送る肺動脈の血圧（肺動脈圧）が異常に上昇する病気。悪化すると、肺性心《はいせいしん》と呼ばれる心不全を引き起こすこともある。

廃用性萎縮
体の器官や筋肉、骨などが、長時間使われないことにより、やせて退化してしまうこと。寝たきりやギプスなどによる筋力の低下はこれにあたる。

IIEF5（国際勃起機能スコア）
EDのスクリーニング（ほかの病気などとの鑑別）や治療効果の判定に使われる。5つの問いに対し、最近6ヵ月間の男性機能や性行為の状態を評価して回答する。ホームページは、http://www.ed-info.net/check/iief5/

COLUMN

男性も知っておこう 女性性機能障害（FSD）のこと

「バイアグラ」の登場によって、男性の性機能障害であるEDは比較的オープンに語られるようになり、治療の可能性も高まった。その一方で、女性の性機能障害についてはまだ情報も少なく、その存在もあまり広く知られていないのが現状だ。

女性が性交時に苦痛を伴い、満足を得られない状態のことを女性性機能障害(FSD)という。「セックスのとき、女性は痛がるのが当たり前」などと考えている男性も少なくないだろうが、このセックスの際の痛みもまた、立派なFSDの症状なのである。

「以前は『セックスができず、子どもがつくれない』という比較的若い女性が多かったのですが、最近では『何かのタイミングでできなくなってしまった』という40代以上の患者さんが多いですね」

と話すのは、横浜元町・女性医療クリニックLUNAグループ理事長の関口由紀医師である。

表のように、FSDは4つの症状に分類されるが、このうちどれか1つでもあてはまれば、FSDと診断される。

過去の性体験や家庭環境などの精神的要因に加え、膀胱炎や腟炎《ちつえん》などの病気や、加齢によって女性ホルモンが低下して生じる腟の乾燥や萎縮（組織が縮小し機能低下を引き起こす現象）が影響することもある。

「複数の分類にあてはまる場合は、何が最初の原因になっているのか明らかにしていくことが、治療をする上で重要になります」

と関口医師は説明する。

EDと違い、FSDにはほとんどの人に効くような決定的な薬がない。そのため、治療ではさまざまな薬を試行錯誤で使ってみることになる。その際に欠かせないのは、パートナーである男性の理解と協力だ。性生活はパートナーと2人で楽しむもの。お互いに相手を思いやる気持ちを持ってこそ、本当の意味の満足につながる。

団塊世代の退職が始まり、高齢者夫婦の人口が今後ますます増加していくと予想される一方で、「熟年離婚」などという言葉が、もはや一般的なものになりつつある。加齢にともなう互いの精神的・身体的変化に配慮し、充実した性生活を送ることは、生き生きした老後を迎える上で、大きな意義があるといえるのではないだろうか。

表　女性性機能障害の症状

- □セックスをする気がしない
- □セックスをする気があるけれど、触れられても反応しない
- □オルガスムスを感じない
- □挿入されると痛いので、セックスができない

このなかの1つでも該当すれば「性機能障害」の可能性あり

男にも更年期障害がある！

疲れやすい、睡眠障害や頭痛、ひどい肩こりがある、性欲がない……働き盛りの中高年男性で、こんな症状に悩む人は少なくない。しかし、「仕事が忙しいから」「ストレスや年齢のせいだろう」などと理由をつけて、仕方ないとガマンしている人がかなりいるのではないだろうか。

実は、これらの症状は男性ホルモンが減少する更年期に差しかかったあたりで起きることが多い。

これまで「更年期障害」といえば女性特有の病気と考えられてきたが、男性にも更年期障害がある、というわけだ。この症状は更年期以降も続くため、最近では「加齢男性性腺機能低下症候群」（ＬＯＨ症候群）「男性ホルモン低下症候群」などとも呼ばれている。生活上のストレスによって症状がより強く出ることが多く、ストレス社会と呼ばれる最近の社会情勢のなかで、世間の注目を集め始めている。

新常識1 男性ホルモンの低下とストレスで発症する

仕事に追われる日々のなかで、自分の体のことにあまり目を向けようとせず、また弱音も吐きたくないのは世の男性の常である。この分野の第一人者で、更年期以降の男性におけるＱＯＬ（生活の質）障害の治療を長年手がけてきた日本臨床男性医学研究所長（札幌医科大学名誉教授）の熊本悦明医師は、患者の傾向についてこう話す。

「気になる症状があっても『病院に行く暇がない』とガマンしてしまい、かなり重症化してからやっと奥さんやお子さんにうな

睡眠障害
寝付きが悪い、熟睡できない、すぐに目覚めてしまうなど、睡眠の量や質に何らかの異常がある状態のこと。

加齢男性性腺機能低下症候群
加齢に伴い男性ホルモンが低下することによってさまざまな身体症状が現れる。血中の男性ホルモン量によって診断することができる。２００７年、日本泌尿器科学会と日本メンズヘルス医学会により診療ガイドラインが作られた。

がされて来院するケースが目立ちます。欧米やアジア諸国でも同じようなことがあるようで、『中高年男性はよほどのことがないと医師のもとを訪れようとしない』というのは万国共通のようです」

男性更年期障害が疑われる症状は次の３つのパターンに分類できる。

グラフ　加齢によるテストステロン値の推移

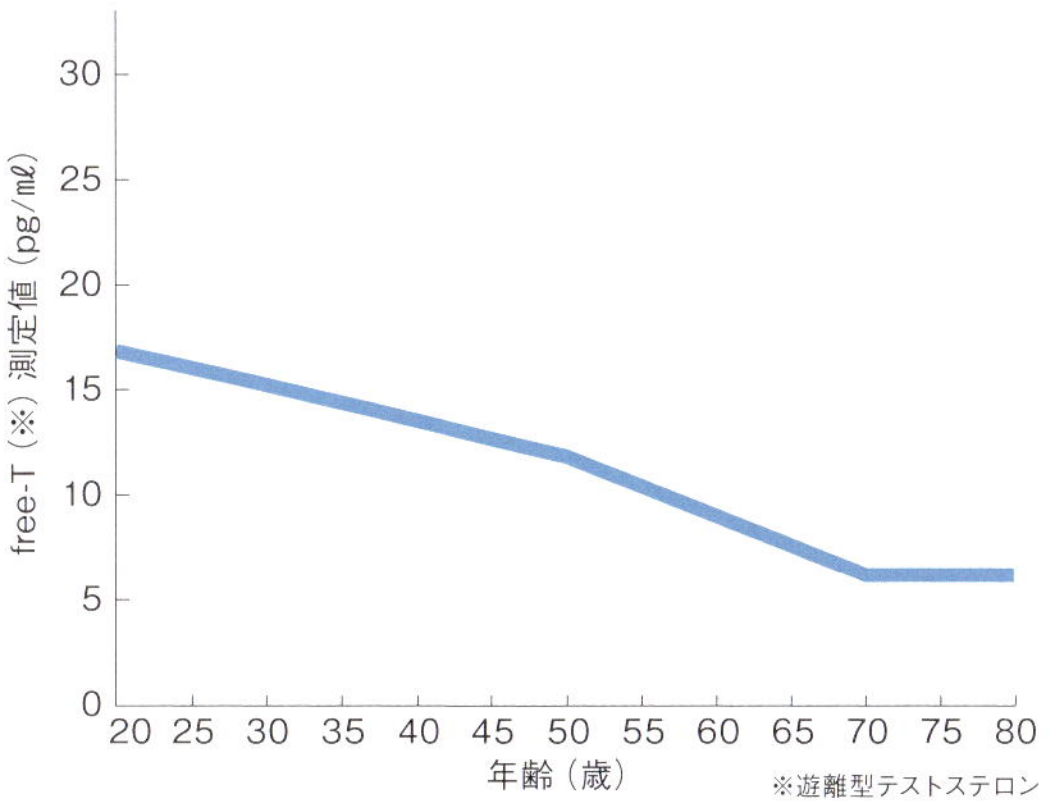

（熊本医師の論文より一部抜粋）

①疲労感、睡眠障害、肩こり、頭痛、寝汗、顔のほてり、動悸などの「身体症状（自律神経失調症）」

②寝起きが悪い、気力がない、仕事に身が入らないなどの「精神神経症状」

③早朝勃起の消失（43ページコラム参照）、性欲減退、ＥＤ（勃起障害）などの「性機能低下」

こうした症状が出るのは50代〜60代が多いが、40代でも身に覚えがある方は多いのではないだろうか。

熊本医師が診察に用いる質問紙を42ページに示した。もし3点以上の項目が2つ以上あるようなら、男性更年期障害を疑ってみたほうがよい。質問は「心理的因子」「身体的因子」「性的因子」「排尿関連」の4区分に分かれているが、これらの症状には「男性ホルモン（テストステロン）の低下（グラフ参照）」と「生活上のストレス」の影響がかなりあると考えられる。

がっちりとした骨格やたくましい筋肉、

自律神経失調症

自律神経を構成する交感神経と副交感神経のバランスが崩れ、さまざまな症状が現れる。心理的・社会的ストレスが原因になることが多いといわれている。

テストステロン

精《せい》巣《そう》と副腎から分泌される男性ホルモンの一種で、精子の生産や性機能、毛深さ、低い声、筋肉の発達などの男性的な特徴を形づくる重要なホルモン。血液中では大部分がタンパクと結合しているが、1〜3%は「遊離型テストステロン」として存在しており、これが男性の性機能に作用する。

低い声、外向的で活動的な性格……こうした男らしさを形づくるためには、男性ホルモンのはたらきが欠かせない。

　男性ホルモンの低下が始まると、体力が落ち、男性としての活力が徐々になくなって柔和になるだけでなく、脳もストレスに対する抵抗性が低くなる。そして、「男性ホルモンの低下度」と「ストレスの強さ」の総和がある程度以上になると、前述のような症状が出てくるのである。もちろん、その限界点には個人差がかなりあるが、先の①から③に挙げたような症状がはっきり出てきたら、男性ホルモンレベルのチェックをはじめとした検査と治療を受けるべきである。

新常識2　50代まではうつ症状、60代は性機能低下が特徴

「男性も50歳を過ぎる頃には生物としての明確なターニングポイントを迎えます。ただ、女性ホルモンの減退が更年期に一挙に起こる女性に対して、男性の場合、男性ホルモンの低下は個人でかなりバラツキがあります。しかも、ストレスが症状を悪化させることが多く、問題は男性のほうが複雑です」（熊本医師）

　中高年の男性は仕事上責任ある地位にある上、家庭でも夫婦間の問題や親の介護など、さまざまなストレスを抱えていることも少なくない。若い世代では多少のストレスならはね返してしまう脳の活力があるが、男性ホルモンが低下し、体調が崩れ始める更年期には、脳もストレスに対する抵抗性が低くなるため、ストレスの精神的な面への影響がより強くなる。

　40代後半から50代にかけては、この影響が反応性うつ状態という形で現れることが多い。一方、60歳を過ぎてくると、精神神経症状よりも、身体症状や性機能低下が強くなりやすい。

　いずれにせよ、生物である男性も、50歳前後は車の車検期のように体にさまざまな

女性ホルモンの減退
女性ホルモンのエストロゲンは、閉経前は卵巣のはたらきにより豊富に分泌されているが、閉経を迎えて卵巣の機能が低下すると急激に減少する。エストロゲンの減少は、女性の更年期障害の原因の一つ。

反応性うつ状態
大切な人との別れや人間関係の悩み、生活環境の変化、病気など、何か特定の原因をきっかけに起きるうつ状態のこと。抑うつ状態ともいう。不眠や食欲低下、疲労感、意欲低下などの症状が現れることが多い。

問題を起こす可能性が高く、しっかりした〝体の車検〟が必要になるということを覚えておきたい。ガマンしないで必要に応じて適切な治療を受け、老後に備えるべきである。

新常識3 男性ホルモン低下は高血圧や糖尿病など「万病のもと」

男性ホルモンの検査は、血液検査の技術が確立したことで、ここ10年ほどの間にかなり一般的になった。しかし、現在でも健康保険が使える検査は、一部の泌尿器系の病気に限られており、それ以外は自費になる。

ここで問題なのは、男性ホルモンの低下の影響は泌尿器系の病気だけに限らないことだ。**最近では、男性ホルモンの低下が高血圧や動脈硬化、糖尿病などのメタボリックシンドローム（１２２ページ参照）の発症にかなり密接な関係があることも明らかになっている。男性ホルモンが低下することで、内臓脂肪がつきやすくなるためだ。**また、心筋梗塞や認知症、骨粗しょう症など、体のあらゆる部分の病気との関連も指摘されている（図参照）。

さらに、「テストステロンの低下が著しいと生存率が低い」というショッキングな報告も出てきている。中高年の健康を考える上で、もはや男性ホルモンの低下は無視できない状況になっているといってよい。

「精巣から分泌されるテストステロンのチェックだけでなく、最近では副腎から分泌されるＤＨＥＡや成長ホルモン関連のＩＧＦ-１の測定も、生命力判定として強く求められるようになってきています」（熊本医師）

熊本医師のもとでは、診察の際にまず血液検査でテストステロンとＤＨＥＡの量を測定し、同時に心理テストや質問紙（42ページ参照）でストレスをチェックする。場合によってはこれらのほかに、ＩＧＦ-１や性腺刺激ホルモンであるＬＨなどの測定

内臓脂肪
内臓の周りについた脂肪のこと。ホルモンの影響で男性や閉経後の女性がつきやすいといわれている。皮下脂肪に比べ、つきやすく落としやすいのが特徴。内臓脂肪型肥満は放っておくと高血圧や糖尿病などの生活習慣病につながりやすい。

骨粗しょう症
骨の密度が減少し、骨が折れやすくなる病気。加齢やカルシウム不足により発症しやすくなるほか、成長期にも起こることがある。特に高齢で大腿骨頸部（足の骨盤に最も近い部分）を骨折した場合、そのまま寝たきりになってしまうケースも少なくない。

DHEA
副腎で作られ、男性ホルモンや女性ホルモン（エストロゲン、プロゲステロン）などに変化するステロイド系ホルモン。別名マザー・ホルモンとも呼ばれる。

図　男性ホルモンの低下が引き起こす症状

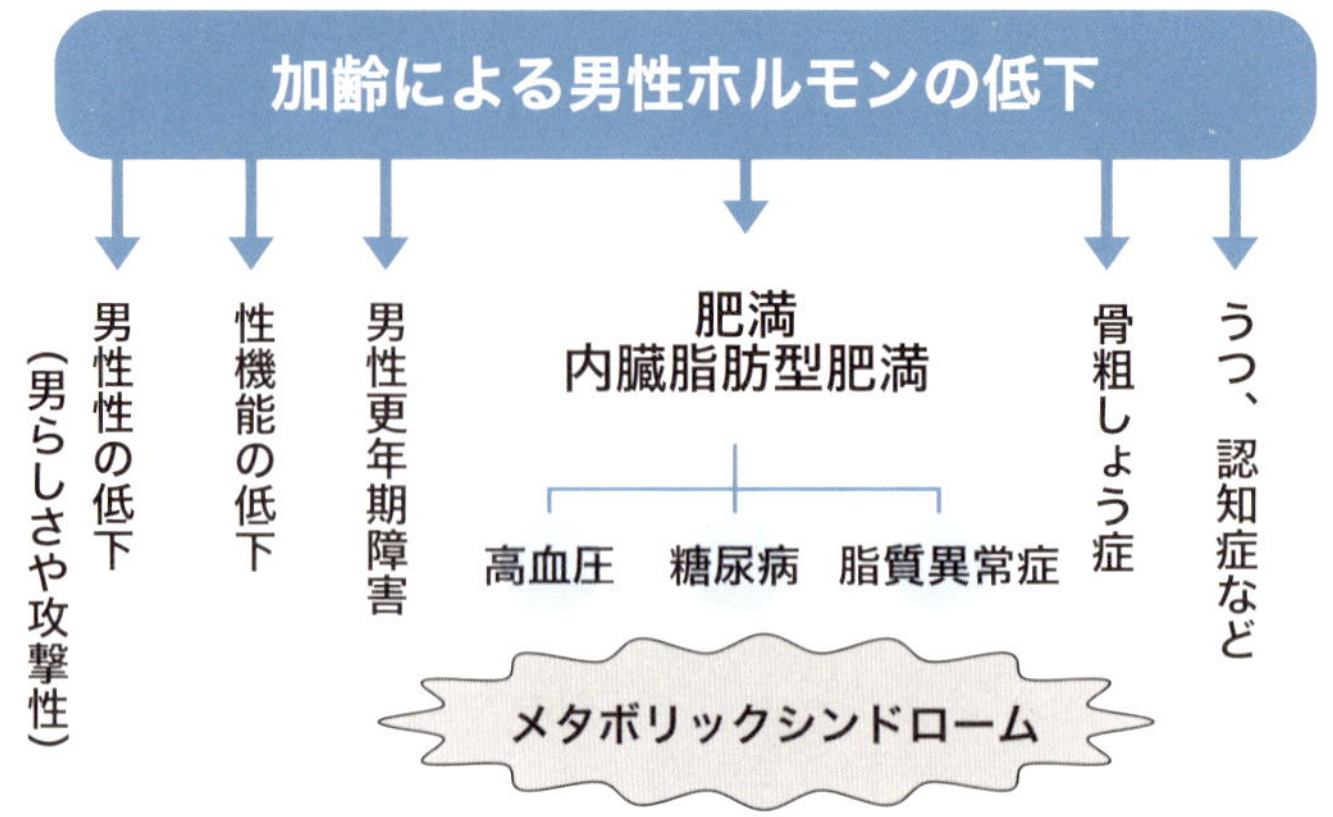

（南山堂「治療」2009.9「臨床男性ホルモン医学のすすめ」より）

も行っているという。

新常識4　男性ホルモン補充療法は老いの軟着陸を目指す

男性ホルモン低下症候群、加齢男性性腺機能低下症候群の治療法は、「男性ホルモン補充療法」が中心だ。男性ホルモンの低下によって崩れた体内のホルモンバランスを、テストステロンを薬（テストステロン製剤）として補充して整えるのである。加齢によるテストステロンの下降線をより緩やかにして、ソフトランディング（軟着陸）させる、と考えればよい。

現在、男性ホルモン剤で保険が認められているのはテストステロン製剤（製品名エナルモンデポー）の注射のみである。海外では経口薬や皮膚に塗るゼリー状の薬、皮膚に貼るパッチ剤などが使われているが、いずれも日本では認可されていないため、これらを使う場合は自費診療となる。

エナルモンデポーの注射を3週間に1回

IGF-1
インスリン様成長因子-1。肝臓で成長ホルモン（GH）の分泌に応じて産生される。細胞分裂や細胞の成長を促進し、体の成長や健康の維持に重要な役割を果たす。

血液検査
熊本医師は、プロラクチン、LH（黄体化ホルモン）、FSH（卵胞刺激ホルモン）、DHEA-S、エストラジオール、テストステロン、遊離型テストステロンの値を測定している。また、前立腺がんの腫瘍マーカー（がんの診断に用いる物質）である「PSA（前立腺特異抗原）」も同時に測定する。

LH
黄体化ホルモン。精巣の間細胞と呼ばれる特殊な細胞を刺激して男性ホルモンを分泌させるはたらきがある。

程度の間隔で続けると、たいてい半年から1年程度で症状が改善する。

しかし、問題は、その後なお続く男性ホルモンの低下状態をどのように医学的に管理するかということだ。個人の体調やQOLによっては、その後も定期的に男性ホルモン投与を続けることも少なくない。

うつ症状が強い場合は、睡眠導入薬や抗うつ薬のSSRI（選択的セロトニン再取り込み阻害薬）などを組み合わせることもある。ただ、「あくまで基本は男性ホルモン」と熊本医師は強調する。

「車にたとえるなら、男性ホルモンがエンジンオイルでストレスは電気系統。車（体）の調子が悪ければ、まずエンジンオイルの問題（男性ホルモン低下）を疑い、そちらに問題がない場合に初めて電気系統の故障（ストレス障害）を疑うのです」

〝人生80年〟といわれるようになって久しい。80年ともなると、定年後に残された数十年は単なる〝余生〟などではなく、むしろ積極的に楽しむべき〝第二の人生〟なのではないだろうか。

その〝第二の人生〟を謳歌するために欠かせないのが健康だ。これまでみてきたように、その後の数十年をよりよく生きるためには、更年期という人生の折り返し点で直面する体の問題をどう乗り切るかが大きな課題となってくるのである。

普段は「自分のことに割く時間などない」という人も、ときには自分の体に関心を寄せ、その変化に注意を払ってみてはいかがだろうか。

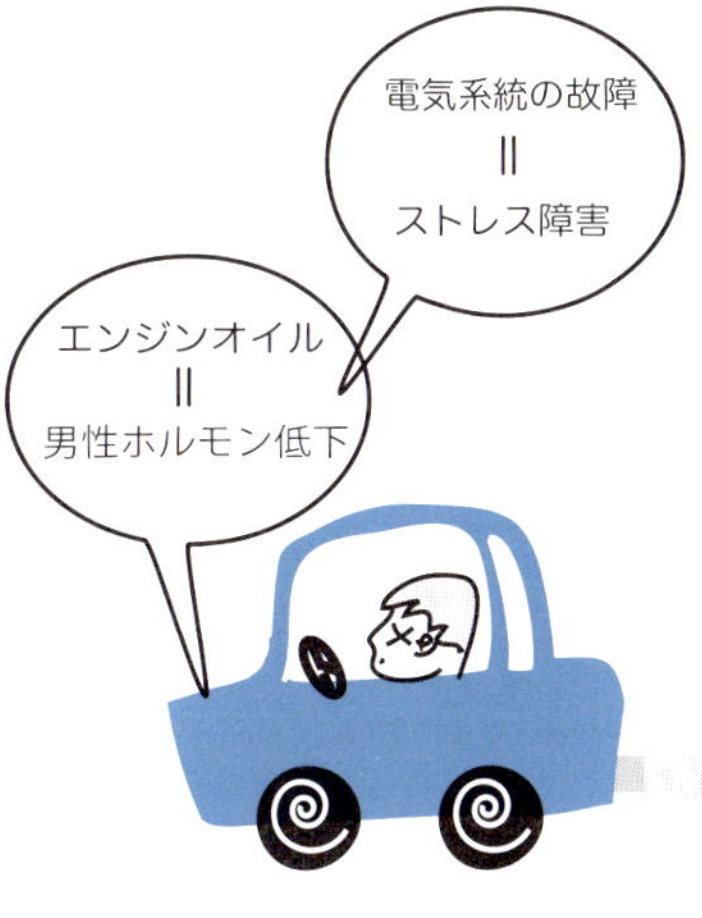

男性ホルモン補充療法
「男性ホルモンを補充すると前立腺がんや前立腺肥大症が悪化する」という意見もあるが、これを否定する調査結果も出ており、明確な結論には至っていない。「治療を行う医師が患者の変化を随時チェックする態勢を整えておけば、安全性に何ら問題はない」と熊本医師は説明する。

エナルモンデポー
男子性腺機能不全や造精機能障害による男子不妊症、骨髄《こつずい》線維症、腎性貧血などの治療薬として認可されている。

睡眠導入薬
不眠をはじめとした睡眠障害の際に用いる薬。睡眠薬とも呼ばれる。睡眠時の緊張や不安感をやわらげる作用があり、深い眠りにつくことができる。

SSRI
抗うつ薬の一種。神経細胞内で作られるセロトニンという物質にだけ作用するため、他の薬に比べて副作用が少なく服用しやすいといわれている。

熊本式質問紙

	症状	ほとんどない	ややある	かなりある	特につらい
心理的因子	体調がすぐれず、気難しくなりがち	1	2	3	4
	不眠に悩んでいる	1	2	3	4
	不安感、さびしさを感じる	1	2	3	4
	くよくよしやすく、気分が沈みがち	1	2	3	4
身体的因子	ほてり、のぼせ、多汗がある	1	2	3	4
	動悸、息切れ、息苦しいことがある	1	2	3	4
	めまい、吐き気がある	1	2	3	4
	疲れやすい	1	2	3	4
	頭痛、頭が重い、肩こりがある	1	2	3	4
	腰痛、手足の関節の痛みがある	1	2	3	4
	手足がこわばる	1	2	3	4
	手足がしびれたり、ピリピリする	1	2	3	4
性的因子	性欲が減退したと感じる	1	2	3	4
	勃起力が減退したと感じる	1	2	3	4
	セックスの頻度	2週間に1～2回以上	月に1～2回	月に1回未満	まったくない
排尿関連	尿が出にくい。出終わるまでに時間がかかる	1	2	3	4
	たびたび夜中にトイレに行く	1	2	3	4
	尿意をガマンできなくなり、もらしたりする	1	2	3	4

3点以上の項目が2個以上あれば
男性更年期障害の可能性あり　　　　**個**

COLUMN

「朝勃ち」は男の生理 なくなったら男性ホルモン低下の「警戒警報」だ！

男性ホルモンの低下は医師の検査を受けなければ確認できないが、自覚可能な目安に早朝勃起がある。俗にいう「朝勃《だ》ち」だ。

睡眠中でも、レム睡眠（体は深く眠っているが、脳は覚醒している浅い眠りの状態）のときには、内臓は副交感神経のはたらきに応じて活動している。それと同じように、内臓の一族である陰茎も勃起という形で活動しているのである。目覚める直前のレム睡眠時に起こる勃起が早朝勃起だ。

あまり知られていないが、この勃起は〝男の生理〟として、それこそ母親の胎内にいるときから起こっている。男性ホルモンが多くなるにつれてレム睡眠中の勃起時間は長くなり、男性ホルモンの多い20代なら、その割合は全睡眠時間の50％にも及ぶが、加齢による男性ホルモンの低下とともにその時間は徐々に減ってくる。このため、早朝勃起に気付かなくなっても「年のせいだから仕方ない」と変に納得してしまいがちだが、

「勃起がなくなることは、陰茎の動脈硬化を示しているばかりでなく、全身の動脈硬化の早期サインともいえます」

と熊本医師（本文で登場）は警告する。動脈の太さは、陰茎動脈で1〜2㎜、心臓の冠動脈で2〜4㎜、脳血管で8〜9㎜。動脈硬化は血管の細い方から始まる。すべての人が必ずこうした経過をたどるわけではないが、勃起障害は心臓病や脳卒中につながる可能性がある。

「勃起障害があり、糖尿病や高血圧などのメタボリックシンドロームのある男性は、少なくとも心臓や脳の検査をしたほうがいいでしょう」（熊本医師）

男性の平均寿命が女性に比べて短いのは、50〜80代の男性の死亡率が、同年代の女性に比べてかなり高いからだ。がんはもちろん、男性は心臓病や脳卒中による死亡も非常に多い。

これは血管保護作用が女性ホルモンに比べて男性ホルモンはもともと弱い上に、男性ホルモンが低下することでさらに弱くなるためとされている。「男性ホルモン低下＝勃起障害」にはかなり重要な医学的な問題が隠れているのである。

勃起回復治療では男性ホルモン補充療法に血管拡張薬のタダラフィル（製品名シアリス）の併用がかなり有効であることが分かっているが、「勃起障害の治療でも、シアリスなどを処方する前にまず男性ホルモン補充療法を」と熊本医師は呼びかける。

「日本の男性は、仮に元気になったとしても奥さんにそっぽを向かれていることが多い。これはこれで別の大きな問題があるわけですが、むしろ勃起力が回復したこと自体が、男性としての自信や自己尊厳を取り戻し、心理的にも活力ある生活を送れるようになる。それは残りの長い人生をより意義あるものにする上で、何ものにも代えがたいのではないでしょうか」（熊本医師）

オトコの病気新常識 05 前立腺がん

早期発見すれば、画期的ながん治療を選択できる

齢《よわい》も50を過ぎると、原因がハッキリせず、体調の悪いときに「もしかしたら、がんではないだろうか」と、よからぬ想像をしてしまう。ほとんどは杞憂《きゆう》に終わるのだろうが、50歳は節目の年。がん検診を受けるいいチャンスかもしれない。

ただ、なかには前立腺がんのように、慌てて治療する必要がないことがあるがんも存在する。がんになったらすぐに手術と考えるのは早計だ。現代のがん治療は、〝根拠ある治療〟と〝体にやさしい〟が基本である。

新常識1 食生活の欧米化で前立腺がん患者が急増

前立腺は膀胱《ぼうこう》の下にあり、尿道を取り囲むような形をしている男性特有の臓器だ。この部分に腫瘍《しゅよう》ができる前立腺がんは、これまで欧米人に多く、日本人には少ないとされてきた。

ところが、日本人の食生活が欧米のような高脂肪・高カロリーになるにつれて、わが国でも前立腺がんの罹患者は急激に増えている（グラフ参照）。

一部を除き前立腺がんは進行がゆっくりなので、高齢になるほど発見されやすい。日本人男性の平均寿命はいまや80年。寿命が延びたことも罹患者数の急増と無関係ではないだろう。

前立腺がんの初期には、以下のような症状が出るといわれている。

- 排尿困難（尿が出にくい）
- 頻尿（とくに夜間頻尿）、残尿感
- 尿意切迫（トイレに行くまでガマンでき

食生活
とくに、動物性脂肪や乳製品の摂取量が多い国では前立腺がんの罹患率が高いといわれている。

ずにもらしてしまう）

・下腹部の不快感

ただし、これらは前立腺肥大症（20ページ参照）でも起こる症状で、この段階では両者ははっきりと区別しづらい。また、まったく無症状のままがんが進行する場合もあるので、定期的に検診を受けることが大切だ。

新常識2 まずはPSA検査と直腸診が重要だ

以前は、前立腺がんを発見するためには直腸診（指を肛門から挿入して前立腺に触わる検査）を行わなければならず、がんを早期に見つけることが非常に難しかった。

それが近年、少量の血液を用いる「PS

グラフ 前立腺がんの年齢調整罹患率の推移

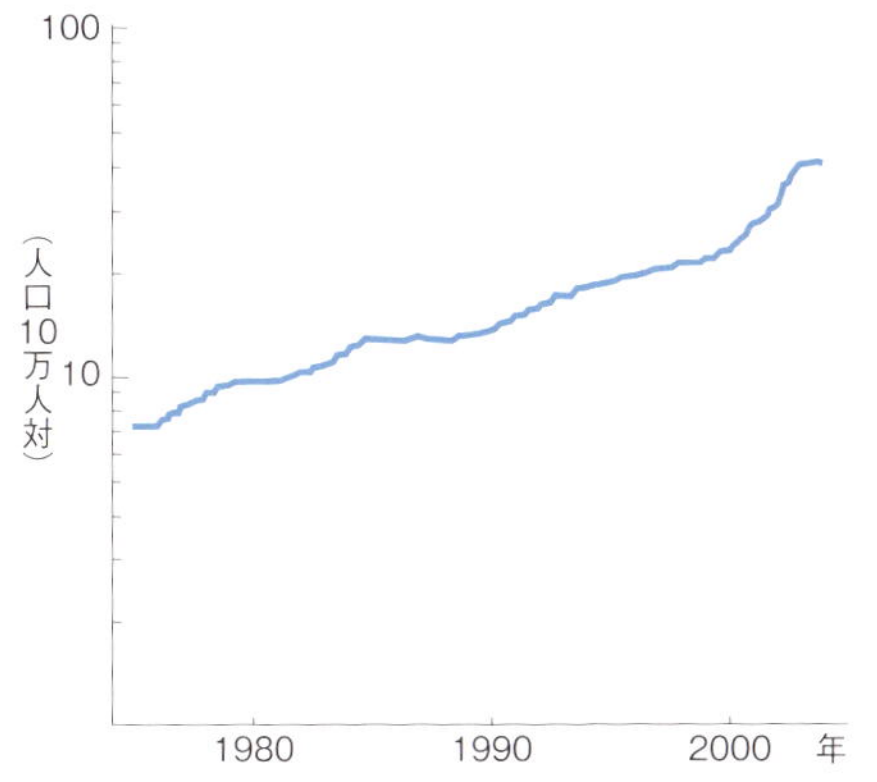

（国立がん研究センターがん対策情報センター資料より）

図 前立腺がん検査の流れ

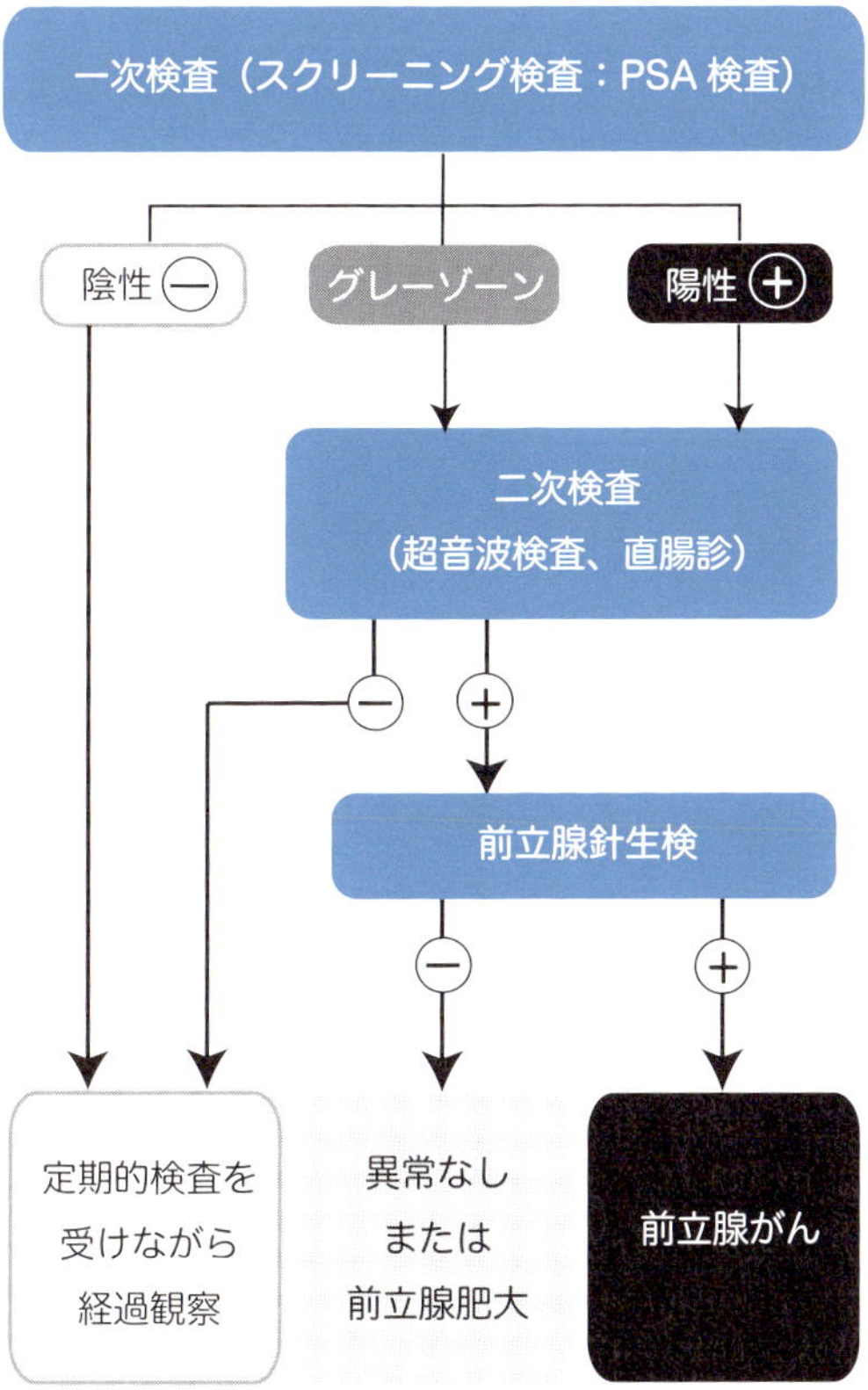

Ａ（前立腺特異抗原）検査」（50ページコラム参照）が普及し、比較的簡単にがんの可能性を調べられるようになった。検査では通常、まずこのＰＳＡ検査を行う。その結果がんの疑いがあれば、前述した直腸診や超音波検査を行い、最終的には前立腺針生検で確定診断となる（図参照）。

確定診断の検査では、前立腺がんの進行の程度（病期）も分かる。前立腺がんでは病期の分類に「ＴＮＭ分類」（表参照）を用いている。

がんが早期（ＴＮＭ分類のＴ１期）であれば治療をせず、経過観察をすることも少なくない。これを「待機療法」という（51ページコラム参照）。それ以外で、がんが前立腺内にとどまっていれば、前立腺全摘除術や放射線療法（後述）などの治療をすることになる。場合によっては、内分泌治療を併用することもある。

前立腺全摘除術で一般的なのは開腹手術だが、この方法は体への負担が大きく、尿

表　病期分類（TNM分類）

T1 限局がん（偶発がん）	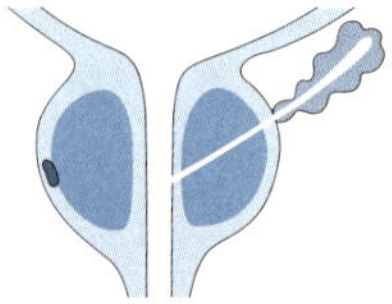	T1:触知不能、画像診断不能	T1a:組織学的に切除組織の5%以下に偶発的に発見（G1／G2、G3-4） T1b:組織学的に切除組織の5%をこえて偶発的に発見 T1c:針生検により確認
T2 限局がん	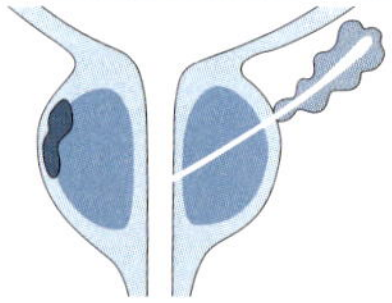	T2:前立腺に限局	T2a:片葉の1/2以内の進展 T2b:片葉の1/2をこえて広がる T2c:両葉への進展
T3 局所浸潤がん	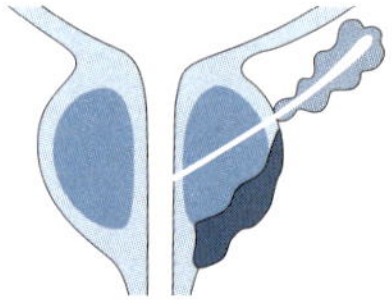	T3:前立腺被膜をこえて進展	T3a:被膜外へ進展 T3b:精のうに浸潤《しんじゅん》
T4 周囲臓器浸潤がん	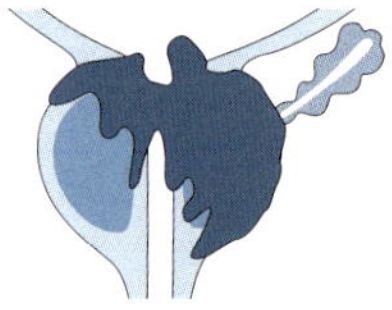	T4:精のう以外の隣接組織（膀胱頸部、直腸など）に固定または浸潤	
N1、M1 転移がん（骨・リンパ節）	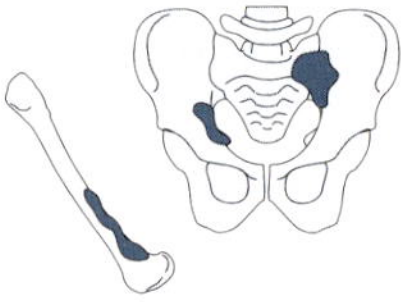	N1:所属リンパ節転移 M1a:所属リンパ節以外のリンパ節転移 M1b:骨転移 M1c:リンパ節、骨以外への転移	

もれや勃起障害などの合併症の危険性もある。そのため、低侵襲かつ短時間で治療できる方法が望まれていた。

そのようななか登場したのが、治療範囲が小さく、体にやさしい「高密度焦点式超音波治療法」（以下、ＨＩＦＵ）だ。ＨＩＦＵによる多数の手術実績を持つ、東海大学医学部付属八王子病院泌尿器科医長の内田豊昭医師に話を聞いた。

ＨＩＦＵとは、超音波検査の数千倍強力な超音波を3～4㎝離れた位置からピンポイントでがん細胞に照射し、80～98℃の熱で死滅させる治療法だ（イラスト参照）。

患者は下半身に腰椎麻酔をした後、手術台に両足をやや開いた状態で仰向けになる。肛門にゼリーを塗り、滑りをよくしてから、コンドームをかぶせた専用の器械（プローブ）を直腸に挿入する。

手術台の脇にあるモニタには、前立腺の状態が映し出される。画面上で照射位置をセットし、スタートボタンが押されると、自動的に照射が始まる。

がん全体を3㎜×3㎜×12㎜ずつに分け、当て残しがないよう、両端が約0・3㎜ずつ重なり合うように約500～1500ヵ所に照射する。モニタには照射結果が次々と表示され、温度モニタで病変の状態

イラスト HIFUによる治療

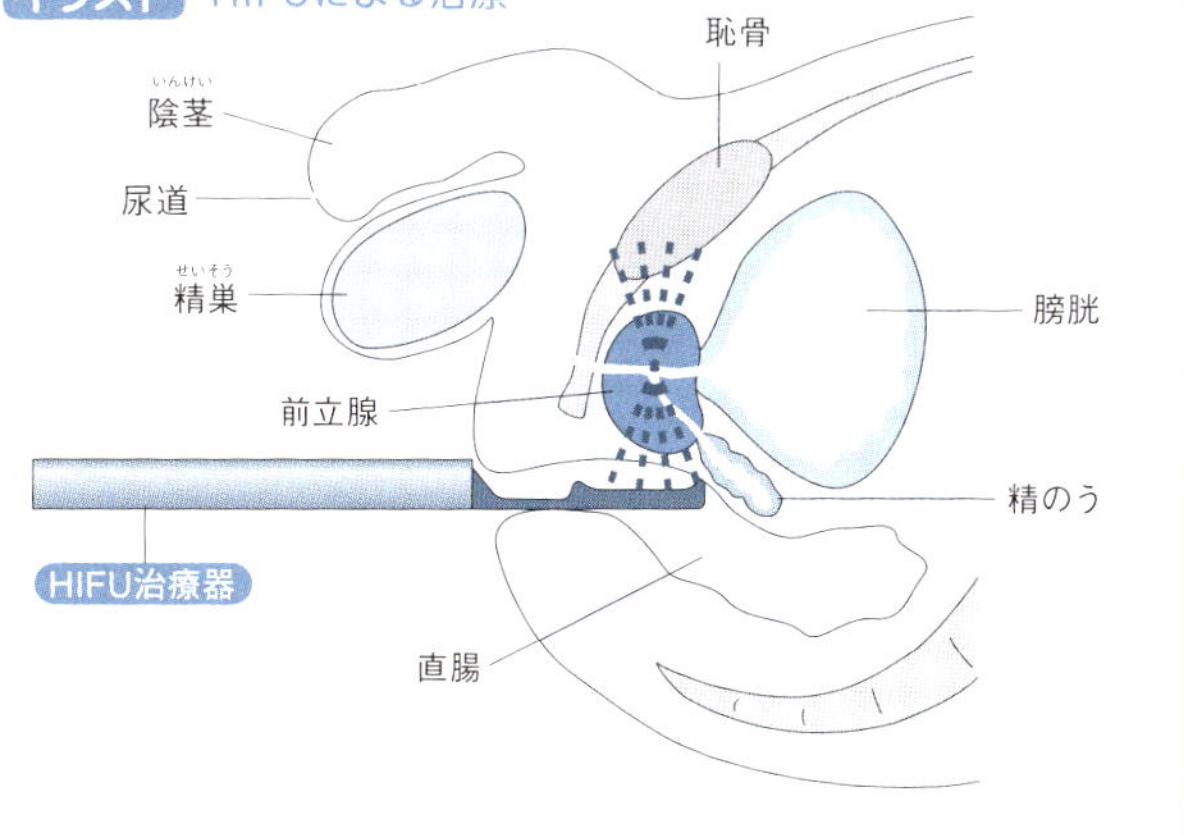

前立腺針生検
14ページ脚注参照。

前立腺全摘除術
がんとともに、前立腺、精のう、転移の可能性のあるリンパ節をすべて摘出してしまう方法。おなかを大きく切る開腹手術のほか、最近では腹腔鏡という小型カメラを挿入して行う腹腔鏡手術も普及してきている。

内分泌治療
男性ホルモンの分泌を抑えることで、がんの増殖を防ぐ治療法。精巣《せいそう》を手術で除去する方法と、ＬＨ－ＲＨアゴニスト（アナログ）製剤、抗男性ホルモン剤などのホルモン剤などを用いる方法がある。通常は後者が多い。

が分かる。最新の機器によって厳密な温度管理が可能になったことで、がんの焼き残しや正常な細胞の焼きすぎが減少し、治療効果は飛躍的に向上したという。

ＨＩＦＵの適応は、前立腺がんの早期に限られる。具体的には、前立腺の大きさが40g以下（通常は15〜20g）で、前立腺内に1cm以上の大きな結石のないケースだ。病期でいうとT1〜T2cで、ほかの場所に転移などがなく、原則、PSA検査の結果が20ng／mℓ以下の低・中リスク群だ。

この治療の最大のメリットは、体をメスなどで傷つけなくてよいことだ。手術時の負担が軽く、手術後にもとくに痛みがないため、麻酔が切れた数時間後には退院も可能だという（現在、日本でＨＩＦＵの手術を行う場合は、前日入院の３泊４日が一般的）。退院後も日常生活への支障が少なくてすむ。

前立腺が一時的に肥大し、尿道を圧迫するため、治療後約1〜2週間は尿道内にカテーテルを入れておくが、排尿は通常通りできる。翌日からは食事も可能だ。

同院の過去10年間の治療成績は、同じ病状の前立腺全摘除術とほぼ同じ。ただし前立腺全摘除術は2〜4週間の入院が必要だ。

ＨＩＦＵはまた、放射線治療と比較しても利点がある。放射線治療とは、体の外から前立腺に放射線を照射する外部照射（ＩＭＲＴなど）や、前立腺に針を刺して、その先端から放射線を照射する組織内照射、放射性物質を含んだ小さな針を前立腺内に埋め込む小線源治療など、いくつかの方法が前立腺がんに対して実施されている。

「一般的に放射線治療は再治療が不可能なのに対し、ＨＩＦＵは可能です。圧倒的に低侵襲なＨＩＦＵはメリットが大きいのです」（内田医師）

合併症の面でもＨＩＦＵは優れているという。**前立腺がんの手術において、とくに海外では勃起障害の発生率が非常に問題に**

結石

前立腺結石のこと。前立腺の分泌物が固まり、そこにカルシウムが沈着してできると考えられている。症状がとくに現れないため、治療することはほとんどない。

カテーテル

検査や治療で使う医療用の軟らかいチューブのこと。薬の点滴や造影剤の注入、体液の排出などのためによく使われる。

ＩＭＲＴ

強度変調放射線治療（Intensity Modulated Radiation Therapy）。複数のビームを組み合わせ、照射形状を従来の放射線治療よりもさらに細かく設定することで、周囲の組織にほとんど影響を与えることなく、がんの組織だけを狙い撃ちすることができる。

される。その割合は、前立腺全摘除術だと約80%、放射線治療だと約50%だが、HIFUは約25%と他に比べて低い。そのほかに、尿失禁や尿道狭窄《きょうさく》、精巣上体炎（陰のうが腫れる）、逆行性射精などのリスクがあるが、「全体的に見て、合併症の発症率は前立腺全摘除術の４分の１程度」（内田医師）だという。

新常識3 HIFUは国内の技術！ 最新型機器では治療時間は70分

内田医師とＨＩＦＵの出会いは１９９２年、アメリカのインディアナ州立大の医療工学部でのことだった。翌年より、ＨＩＦＵはアメリカで前立腺肥大症の治療法として始まったが、５年後に得られた結果は、ほかの治療法を凌駕《りょうが》するほどのものではなかった。しかし、この技術を眠らせてしまうのは惜しいと、内田医師は前立腺がんの治療に世界で初めてＨＩＦＵを導入した。

以後、技術の進歩はめざましい。内田医師が初めてＨＩＦＵを導入した99年、治療には9時間もかかったというが、最新型ではそれも約70分にまで短縮されている。

「今後は、さらなる治療時間の短縮化を進めたい」

と内田医師は話している。

日本人男性のがん死亡者数に占める前立腺がんの割合は急増している。厚生労働省の「人口動態統計」によると、２００３年は第7位。同省の研究班による「がん・統計白書２００４」によれば、今後も他のがんに比べて圧倒的な伸び率を見せ、２０２０年には罹患者数が肺がんに次いで第２位になると予測されている。

ＨＩＦＵは確実に前立腺がん治療の選択肢の一つとなりつつあるが、一番のネックはやはり費用の問題だ。現時点（２０１１年4月）では保険診療が認められていないので、全額が患者負担となり、その額は１００万円前後にものぼる。患者のためにも一日も早い健康保険の適用が望まれる。

尿道狭窄
尿道が狭くなり、尿が出にくくなった状態のこと。

精巣上体炎
尿に含まれる細菌が精巣上体（副睾丸《こうがん》）に入り込み、炎症を起こす病気。陰のうが赤く腫れあがり、強い痛みを感じる。症状が進行すると、痛みが陰のう全体から下腹部にまで広がることもある。

50歳を過ぎたら定期的にPSA検査を受けよう

現在前立腺がんのスクリーニング（ふるい分け）検査の中で最も重要といわれているのが、「PSA（Prostate Specific Antigen＝前立腺特異抗原）検査」である。

PSAは前立腺で産生されるタンパクの一種。健康な場合にも血液中に存在するが、前立腺がんになって組織の構造が崩れると血液中に大量にもれ出すため、早期発見のための指標として用いられている。

検査では、ごく少量の血液を採取し、血液中のPSAの値を調べる。値が高いほどがんの確率も高くなる。

ただ、PSAの値が高いからといって必ずしも前立腺がんとは限らない。前立腺肥大症（20ページ参照）や前立腺炎（14ページ参照）の場合でも値が高くなることがあるため、PSAの値が高い場合は、ほかの病気との鑑別診断が必要になる。また逆に、値が低くても、前立腺がんの可能性はゼロとはいえない。したがって、検査はあくまでも早期発見のための指標と考えるべきだろう。

PSAの値は年齢が上がるにつれて上昇するといわれる。そのため、最近では年齢ごとに基準値が設けられ、定期的に検査を受けることが推奨されている。下の表は年齢別のPSA基準値と、検査を受ける頻度の目安だ。

検査はごく少量の採血で済み、最近では地域や職場の健康診断、人間ドック、がん検診などでも広く行われるようになってきている。検査の結果、PSAの値が高い場合は、本文で紹介した直腸診や超音波検査などを行ってがんの有無をさらに詳しく調べる必要がある。

がんを早期発見できれば、さまざまな治療法の中から最適なものを選択できる。いずれにしても、50歳を過ぎたら定期的に検査を受けるべきだろう。家族に前立腺がんにかかったことのある人がいる場合は、40代から検査を受け始めることを勧めたい。

表　年齢別PSA基準値と検査のタイミング

年齢	基準値	PSA値		
		1.0ng/mℓ以下	1.0ng/mℓ～基準値	基準値以上
50～64歳	3.0ng/mℓ以下	3年に1度検査	1年に1度検査	専門医受診
65～69歳	3.5ng/mℓ以下	3年に1度検査	1年に1度検査	専門医受診
70～歳	4.0ng/mℓ以下	3年に1度検査	1年に1度検査	専門医受診

COLUMN

初期で進行も穏やかな場合は 待機療法も選択肢の一つ

前立腺がんのなかには比較的進行がゆっくりで、そのままにしておいても寿命に影響を及ぼさないケースもある。実際、ほかの病気で死亡した高齢者の前立腺を調べると、3～4割にがんが見つかるという（国立がん研究センターのデータによる）。

このように、生前にはまったくその徴候がなく、死後になって見つかるがんのことを「ラテントがん」という。PSA検査などの検査技術の発達で、小さながんでも早期発見できるようになったため、以前なら知らずに寿命をまっとうできたにもかかわらず、がんが見つかったばかりに体に負担のかかる治療を受けなければならなくなるという事態も現代では起こっている。

したがって、前立腺にがんが見つかっても、その状態が比較的初期で進行も穏やかな場合は、特別な治療をせず、PSAの値を定期的に観察しながら経過観察するというのも選択肢の一つである。これを「待機療法」、または「PSA監視療法」という。

待機療法の利点は、副作用のリスクがまったくないことだ。手術や放射線療法を行うと、勃起障害や尿失禁などの合併症が起こることがある。本来なら必要のない治療を受けた結果、こうした合併症が起こり、QOLが低下するのを避けるために生まれたのが、待機療法なのだ。

一方で、治療を先延ばしにすることで、治療の開始が遅れるリスクもゼロではないことは十分理解しておく必要がある。また、がんと診断されたのに「何もしない」ことに対して精神的に負担を感じる患者も少なくない。待機療法は、医師と患者の双方が十分にコミュニケーションし、納得した上で選ぶべきだろう。

どのような症状の場合に待機療法を選択すべきかについてはまだ一定の基準がない。過剰診療を避けるためにも、待機療法に関するデータの蓄積とその指針づくりが課題になっている。

待機療法選択の目安

グリーソンスコア 6以下

グリーソンスコアとはがんの悪性度を表す指標。2から10の9段階に分かれており、数字が大きいほど悪性度が高い

PSAが 10ng/mℓ以下

病期が T1～T2a

「直腸診や画像診断で診断不可能ながん」または「腫瘍が前立腺内に限局されているがん」

真っ赤なおしっこが出たら、膀胱《ぼうこう》がんを疑え！

新常識1 1回の血尿なら早期がんの可能性大

膀胱がんは、60歳以降の高齢者に多く、男女比は3対1で男性の割合が高い。

「血尿が出たらすぐに泌尿器科を受診して、検査を受けることが大切」

こう話すのは、膀胱がん治療において全国トップレベルの症例数がある癌研有明病院の泌尿器科部長、福井巌《いわお》医師。

「血尿が出やすい悪性の病気には、膀胱がんや腎臓がん、尿管がんが、良性の病気では膀胱炎や尿路結石（116ページ参照）などがあります。**多くの病気は薄い赤、ピンク色の血尿が出るのに対し、膀胱がんでは、痛みがなく、真っ赤な尿や血のかたまりが出ることが多い。**したがって、そういう血尿が『1回でも』出たら、まずは検査を受けたほうがいいでしょう」

実はこの「1回でも」というのがミソだ。真っ赤な尿は、ずっと続くものではなく、何もしなくても自然に治まってしまう。しかし、この段階で膀胱がんが見つかれば、早期の段階である可能性が高い。「出血が治まったから、病院に行くのは今度にしよう」「疲れていたから、たまたま出血しただけだろう」ではなく、時間を作ってでも受診を優先させるべきなのである。

新常識2 タバコに含まれる発がん性物質が膀胱内の細胞をがん化させる

さらにこの膀胱がん、タバコが原因で発症する「タバコ病」の一面があるので、喫煙者はとくに注意が必要だ。国立がん研究

膀胱がん
膀胱は尿を溜め、排出する臓器。粘膜と筋肉層からできており、粘膜上皮細胞からできた悪性腫瘍《しゅよう》を膀胱がんと呼ぶ。がんの形状によっていくつかのタイプに分かれている。55ページのイラスト参照。

膀胱がんの症状・検査
膀胱がんの症状は、血尿のほか、頻尿、膀胱炎症状など。
検査は膀胱鏡検査（尿道からファイバースコープを挿入し膀胱を観察する）、尿細胞診（尿中のがん細胞の有無をみる）、X線検査、超音波検査、CT（コンピュータ断層撮影）検査、MRI（核磁気共鳴画像）検査などがある。

センターの試算では、喫煙男性の50％以上、女性の約30％は、喫煙によって膀胱がんが発症しているという。また、同センターがん予防・検診研究センターの調査でも、「喫煙指数（1日の本数×喫煙年数）」が高いほどリスクが上がることが分かった（グラフ参照）。

タバコが原因になるがんといえば、肺がんや喉頭《こうとう》がんなどを思い浮かべるが、なぜ膀胱なのか。福井医師はいう。

「タバコの煙に含まれる発がん性物質は、鼻やのどから吸収されたあと、代謝されて最終的には尿中に排泄されます。膀胱は尿を溜めておく臓器なので、尿中の発がん性物質にも長い間さらされることになります。この結果、細胞内のがん抑制遺伝子に変異が生じ、膀胱がんが発生すると考えられているのです」

膀胱がんは高齢者に多い上、高齢者と若い人のがんの性質を比較すると、前者のほうが進行は早いといわれる。これは、膀胱が発がん性物質にさらされる期間が長くなるほど、がん細胞の悪性度が高くなると推測されるからだ。

実は、タバコの煙（の発がん性物質）のほかにも膀胱がんの発症に関係の深い物質がいくつか指摘されている。それは、ゴム製品や革製品、織物などの染料として用いられる芳香族アミンのベータナフチルアミン、ベンチジンなどである。抗がん剤のシクロフォスファミド（製品名エンドキサン）などもリスク要因として挙げられている。

したがって膀胱がんを予防するためには、タバコの煙をはじめとする発がん性物質をできるだけ体内に入れないことが大切だ。さらに、膀胱内にこうした物質が長い間溜まることのないよう、水分をたくさんとって排出を促すことも重要だという。

新常識3 早期がんにはBCG注入療法併用が今の標準

膀胱がんの治療は、早期なら膀胱鏡とい

国立がん研究センターがん予防・検診研究センターの調査

厚生労働省研究班「多目的コホート研究（JPHC研究）」によるもので、1990年と93年に、岩手県二戸や秋田県横手など10ヵ所の保健所管内に住む40～69歳の男女約10万人を2005年まで追跡調査した。

がん抑制遺伝子

細胞の増殖を抑える、細胞死（アポトーシス）を促すなどの、DNAのなかの遺伝情報を持っている部分にできた傷を修復するといったはたらきを持つ遺伝子。DNAに傷が付くと細胞ががん化するので、それを抑えるという意味からこう呼ばれる。

これまでの研究によって、P53遺伝子、RB遺伝子、MLH1遺伝子などが、がん抑制遺伝子であることが分かっている。

グラフ　喫煙と膀胱がんの関連（男性）

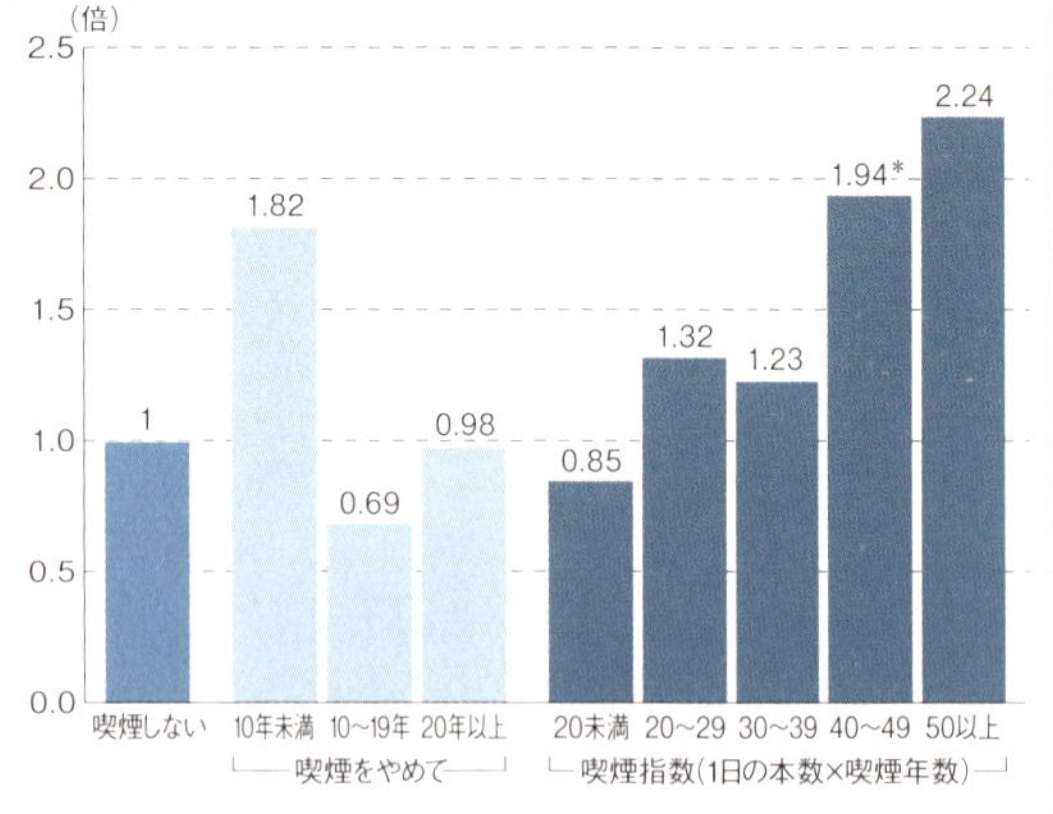

（がん予防・検診研究センター　ホームページより）

う道具を尿道から膀胱に挿入し、電気メスでがんを切り取る手術（経尿道的切除）をするのが一般的だ。しかし、膀胱がんは一度に何ヵ所（多発性）も、また何回（再発性）もできるため、すべて取りきれなかったり、取りきれても再発してしまったりすることが少なくない。

そこで、再発リスクの高いがんには手術のあとに「BCG注入療法」を追加するのが今の標準治療だ。結核の予防接種で用いられるBCGを膀胱内に直接注入する治療法で、人工的に膀胱内に炎症を起こさせる。詳しいことは分かっていないが、この炎症反応に伴って膀胱内に入ってきたさまざまなリンパ球（免疫細胞の一種）やサイトカインなどが膀胱内の免疫力を高めることから、取り残したがんを殺し、再発を予防するとされている。

「BCG注入療法は、通常、がんを内視鏡で一度取ったあと、膀胱の筋肉層への浸潤《しんじゅん》（進展）やリンパ節への転移のない表在性がんや上皮内がん（イラスト参照）に対して行われます。頻尿、排尿痛、倦怠感、発熱などの副作用が強く出た場合は、副作用が比較的軽いドキソルビシン（製品名アドリアシン）やマイトマイシンC（製品名マイトマイシン）などの抗がん剤を用いた注入療法に変更することもあります」（福井

膀胱がんと発がん性物質
膀胱がんの原因の一つが有害物質であるということは、今から100年以上前から知られていた。
古い話になるが、19世紀にドイツの工場において多くの工員が膀胱がんにかかった。原因を追究した結果、そのときに使われていた染料が犯人であることが分かったという。センセーショナルな話題だったことから、「職業性膀胱がん」という言葉も生まれた。

BCG注入療法
やり方は、BCGを生理食塩水に溶かし、尿道カテーテルを用いて膀胱内に注射器で注入。1〜2時間経ったら自分で排出（排尿）するもので、これを週に1度、6〜8回実施する。

サイトカイン
細胞間の情報を伝達するタンパクの総称。細胞から分泌される。

医師）

新常識4 全摘しても人工膀胱やEDを予防できる方法がある

再発を繰り返す場合や筋肉層へのがんの浸潤がある場合は、膀胱を取る「全摘出術（全摘）」をすることになる。

その場合、排尿が自分の意思と関係なく行われてしまうため、それらを出す通路と出口（ストーマ）が必要だ。最近では、小腸の一部を切って巾着形に縫い付け、体内に人工的な膀胱を作り、尿道につなげる「自排尿型代用膀胱（新膀胱）」を作ることも可能だ。

「尿が溜まったときに、脳の指令により、自然に排尿を行う」という自然な排尿はできないが、尿を溜めたり排出したりするときに必要な尿道括約筋《かつやくきん》を緩めると同時におなかに力を入れることで排尿できる。見た目はふつうの人と変わらないため、トレーニングをしてタイミングよく尿を出せるようになれば、仕事も旅行も可能だ。ストーマと採尿用具がないので、人目を気にせず温泉の大浴場に入ることもできる。

「このほか、手術をしたときに勃起に必要な神経を前立腺と一緒に取ってしまうことがあり、それにより勃起機能が失われます。そのため同科では一部の男性患者さんには『勃起神経温存術』を試みています。男性にとって勃起するかどうかは大きな問題。男性機能が残れば当然のことながら、喜ばれますね」（福井医師）

イラスト 膀胱がんの種類

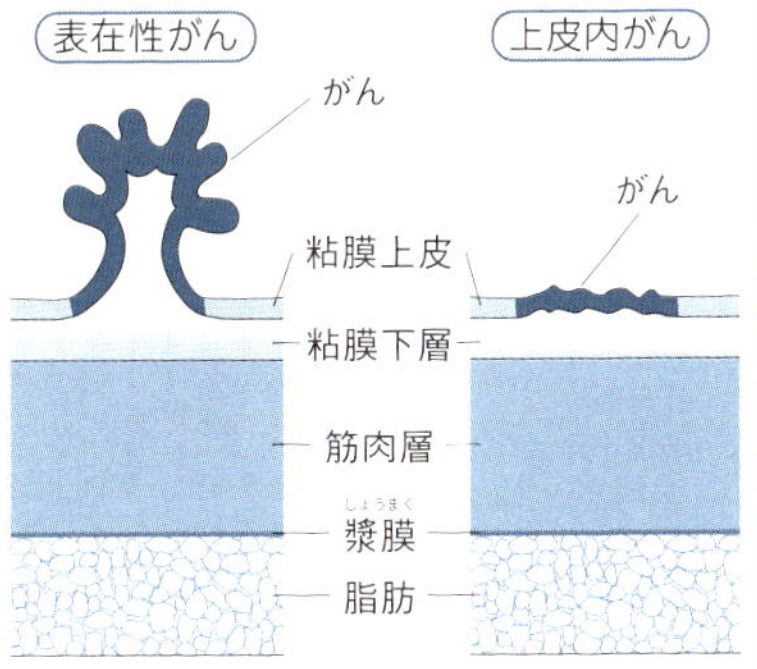

表在性がん・上皮内がん
表在性がんとは、膀胱内に乳頭状（カリフラワー状）に発育し、筋肉層には浸潤していない状態。上皮内がんとは、粘膜層の表面にある上皮の中にとどまっている扁平《へんぺい》ながん。イラスト参照。

自然な排尿
膀胱内に一定量の尿が溜まると、膀胱から脳に信号が送られ、それをもって我々は尿意を感じる。排尿時には膀胱の筋肉が収縮し、尿道がゆるむため、尿が押し出される。
なお、膀胱が尿を溜めておける量は通常は300〜600㎖程度といわれている。

括約筋
17ページ脚注参照。

精巣《せいそう》がん発見のために タマには風呂場で〝睾丸《こうがん》〟をチェック！

男性の下半身に関するがんといえば、まずは前立腺がん（44ページ参照）を思い浮かべるが、実は精巣にもがんができる。発症率は10万人に1人程度で、胃がんの患者数10万人に94人（男性）と比較するときわめて少ないが、20～30代に絞ってみると、500～1000人に1人と頻度はかなり高い。精巣がんに詳しい福井医師（本文に登場）は、

「精巣がんでは、早期では腫れやしこりができます。片方だけに生じ、痛みがないのが特徴です。入浴時に定期的に触って、大きくなるなど問題がないか、確認してみるといいでしょう」

と、自己検診を勧めている。

「ただし、転移を促すことがあるため、執拗にもむのは厳禁です。大きくなった精巣を小さくしようとお風呂でもんでいたら、転移してしまった例があります」（福井医師）

治療は、がんが片方の精巣にだけとどまっている場合は、手術をして、がんがある側の精巣だけを摘出する。転移がある場合は、抗がん剤治療をする。その場合、シスプラチン（製品名シスプラチンなど）にエトポシド（製品名ペプシドなど）を組み合わせた「EP療法」や、EP療法にブレオマイシン（製品名ブレオ）を加えた「BEP療法」などが行われる。放射線治療は、まれに行うことがある。

「精巣がんは、ほかのがんに比べて抗がん剤の効果が高く、治る可能性が高い。転移をしても、比較的早期であれば治癒率は9割。ほかの臓器に転移があれば治癒率は下がりますが、それでも7割程度は治ります」（福井医師）

なお、精巣がんを克服した有名人に、世界三大自転車レースの一つ「ツール・ド・フランス」で7連覇を達成したランス・アームストロング氏がいるが、精巣がんがあるときは、「前屈みになるとサドルでがんを圧迫し、転移を促すリスクがある」（福井医師）ため、自転車はあまりよろしくないようだ。

精巣がんの症状

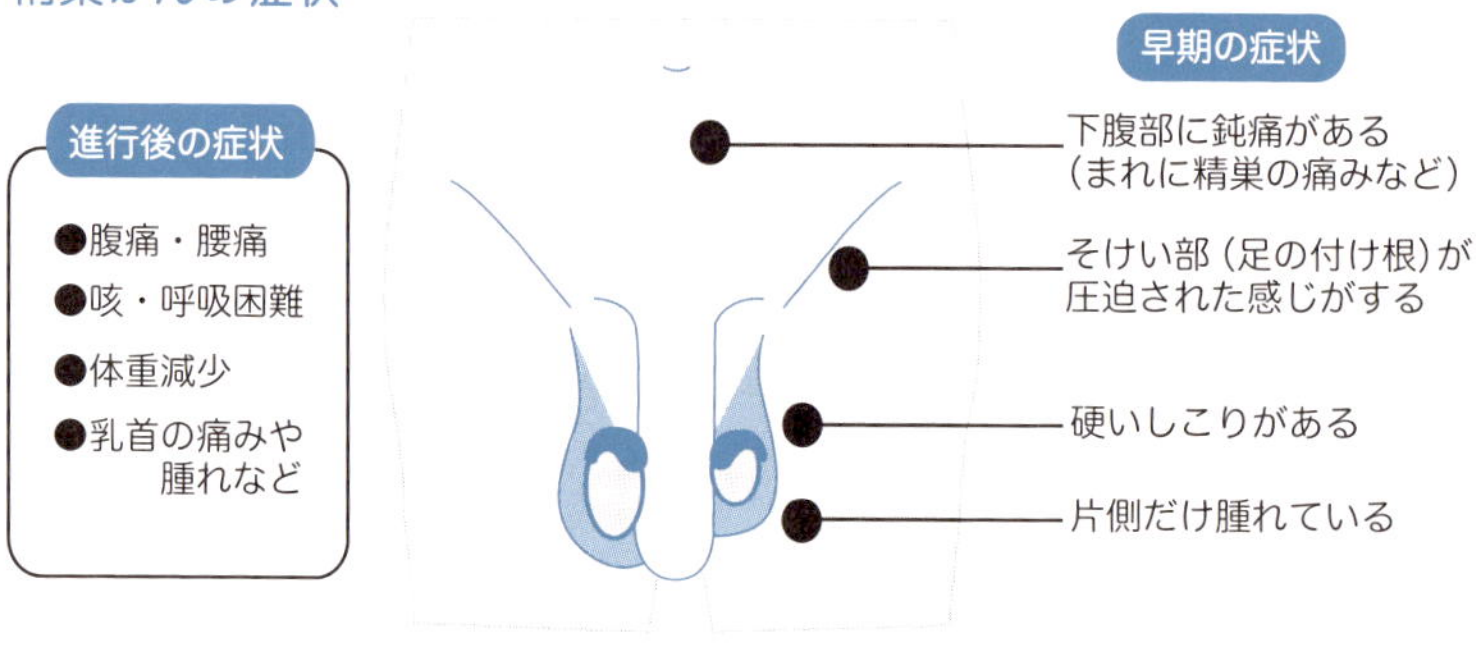
進行後の症状
●腹痛・腰痛
●咳・呼吸困難
●体重減少
●乳首の痛みや腫れなど
早期の症状
下腹部に鈍痛がある（まれに精巣の痛みなど）
そけい部（足の付け根）が圧迫された感じがする
硬いしこりがある
片側だけ腫れている

第2章

男に多い病気

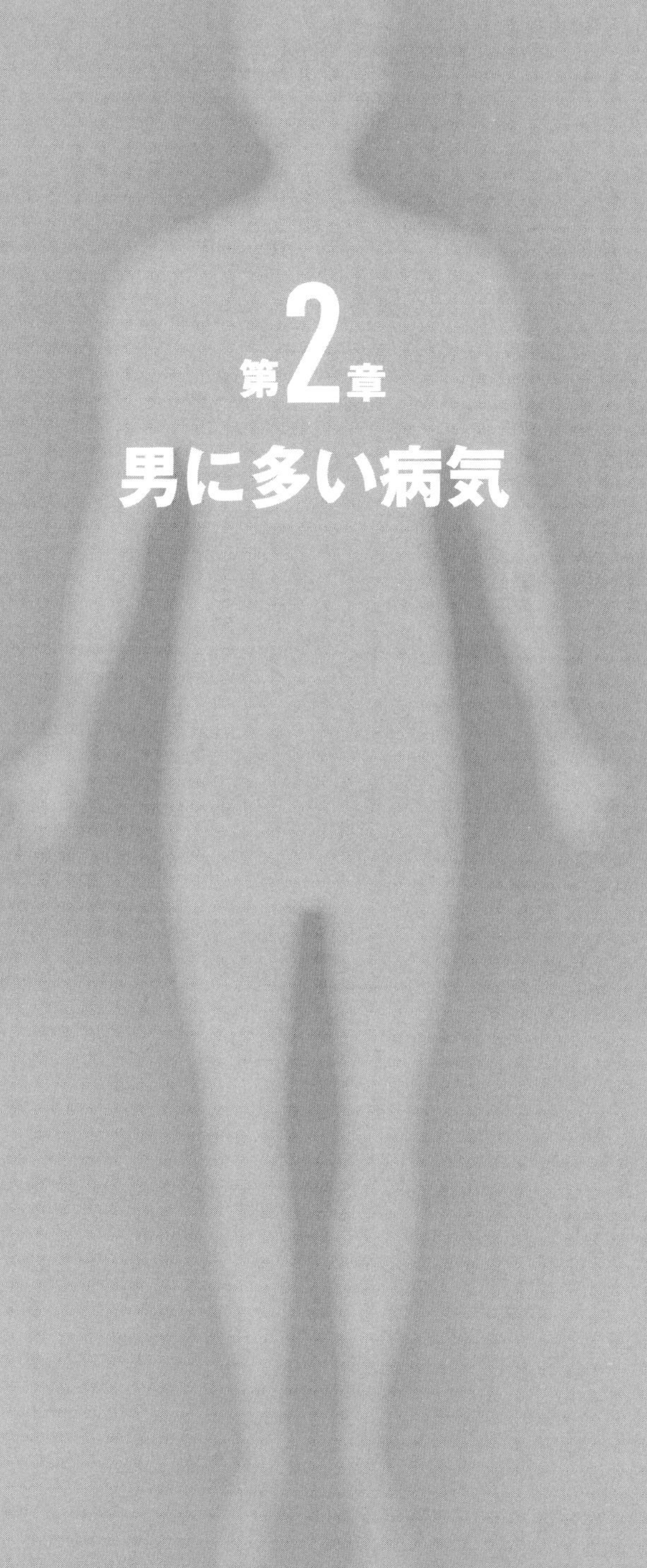

「生活に不自由を感じたら」が手術の好機！

現代人は日常生活において、情報のほとんどを映像として受け取っている。テレビやコンピュータといった映像機器があふれる環境が視覚偏重を生み、それが五感の退化を招いているという説さえある。真偽はともかく、現代人が大切な「眼」を使いすぎていることだけは間違いないだろう。

新常識1 糖尿病やアトピー性皮膚炎が引き金となることも

眼の老化現象の代表的なものが、いわゆる老眼だ。年をとると体のあちこちに衰えを感じるようになる。なかでも老眼は最も早い時期に感じやすく、眼の衰えで否応なく老化を感じさせられた、という人も少なくない。

さらに高齢になると老人性の白内障になり、生活のあらゆる局面で不自由を感じることになる。これはどんなに健康な人でも年をとれば起こる「生理的な老化」で、早い人なら40代から始まり、80代ともなれば

イラスト1 眼球の構造

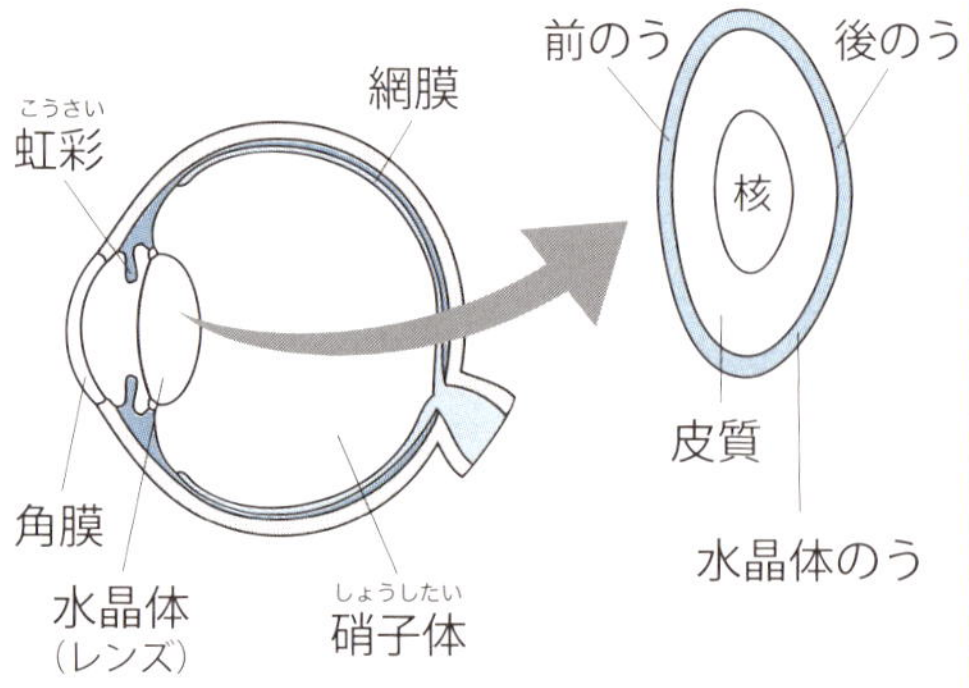

老眼
加齢によって水晶体（次の脚注参照）の厚みを変える筋肉が衰え、焦点を合わせるのが難しくなった状態のこと。多くの場合は40代ごろから始まるが、テレビゲームやパソコンを使うデスクワークなどで眼を酷使すると、それより早く始まる可能性もある。

水晶体
眼のなかで、カメラでいうレンズの役割を果たす部分。直径9㎜、厚さは4㎜程度で、その大部分が水とタンパクでできている。焦点を合わせる場所によって形が変化する（近くを見るときは厚く、遠くを見るときは薄くなる）。

ほとんどの人にみられる。

白内障の症状は、主に次のようなものだ。

①ものがかすんで見える

②光がまぶしく感じられる。明るい場所になるとものが見づらい

③眼鏡をいくら作り直しても焦点が合わない

④ものが二重、三重にダブって見える

正常な水晶体は透明で、外部から射し込む光をよく通す。だが、さまざまな原因によってこの水晶体の中に含まれるタンパクが変性して濁り、こうした症状が起こるのである。最近では高齢者だけでなく、糖尿病やアトピー性皮膚炎などが原因で発症するケースも増えてので、注意が必要だ。

新常識2 「プレチョップ法」なら切開幅はわずか2㎜、出血もゼロ

病気の進行には個人差があるが、一度濁った水晶体は、再びもとのような透明度を取り戻すことはない。

ごく初期の段階であれば点眼薬や内服薬で治療する場合もあるが、これらは単に症状の進行を遅らせるだけで、症状を改善させることはできない。最終的な治療は、手術で眼球内の濁った水晶体を取り除き、代わりに人工の眼内レンズを入れることになる。

この白内障手術を、眼球をわずか2㎜だけ切開して出血ゼロで行う「プレチョップ法」を用い、年間8000件の手術をする実力の持ち主、三井記念病院の眼科部長、赤星隆幸医師はいう。

「昔は、手術の成功率が低かったので、まったく見えなくなるまで待って手術をしていました。今では手術の安全性も高くなり、低侵襲で施術できるので、早期手術が可能になりました」

プレチョップ法の手順はこうだ（イラスト2参照）。まず、麻酔をする。昔は眼球に直接麻酔の注射を打っていたが、今では点眼麻酔だけですむ。視神経がマヒしない

さまざまな原因

加齢性白内障や糖尿病、アトピー性皮膚炎の合併症として起こる白内障のほかに、白内障の種類と原因には次のようなものがある。

・先天性白内障（風疹など）
・外傷性白内障（目のケガなど）
・併発白内障（ぶどう膜炎など）

また、放射線やステロイド薬などの薬、紫外線（62ページコラム参照）が原因になって起こることもある。

治療

点眼薬ではピレノキシン（製品名カタリン、カリー、カリーユニなど）やグルタチオン（製品名タチオン、ノイチオン、チオグルタンなど）が使われる。また、内服薬では、唾液腺ホルモン製剤（製品名パロチン）やチオプロニン（製品名チオラ）、漢方薬の八味《はちみ》地黄《じおう》丸《がん》などが使われる。

ので術後すぐに見え、眼帯も不要になった。
麻酔が効いたら、手術開始だ。
まず、手術顕微鏡を通して患部を見ながら、ダイヤモンドメスで角膜に2㎜ほど切れ目を入れる。切開後、赤星医師が開発したプレチョッパーという、先端が交差状になっている特殊な器具を水晶体の中心に切り入れ、核を4分割する。
次に超音波チップで水晶体を砕いて乳化させ、吸い出す。最後にインジェクターという器具を使って、切開した傷口からアクリル製の眼内レンズ（63ページコラム参照）を挿入して手術は終了。折りたたまれた状態のレンズは眼球内で自然に展開し、この時点から患者は眼が見えるようになるという。

イラスト2 プレチョップ法

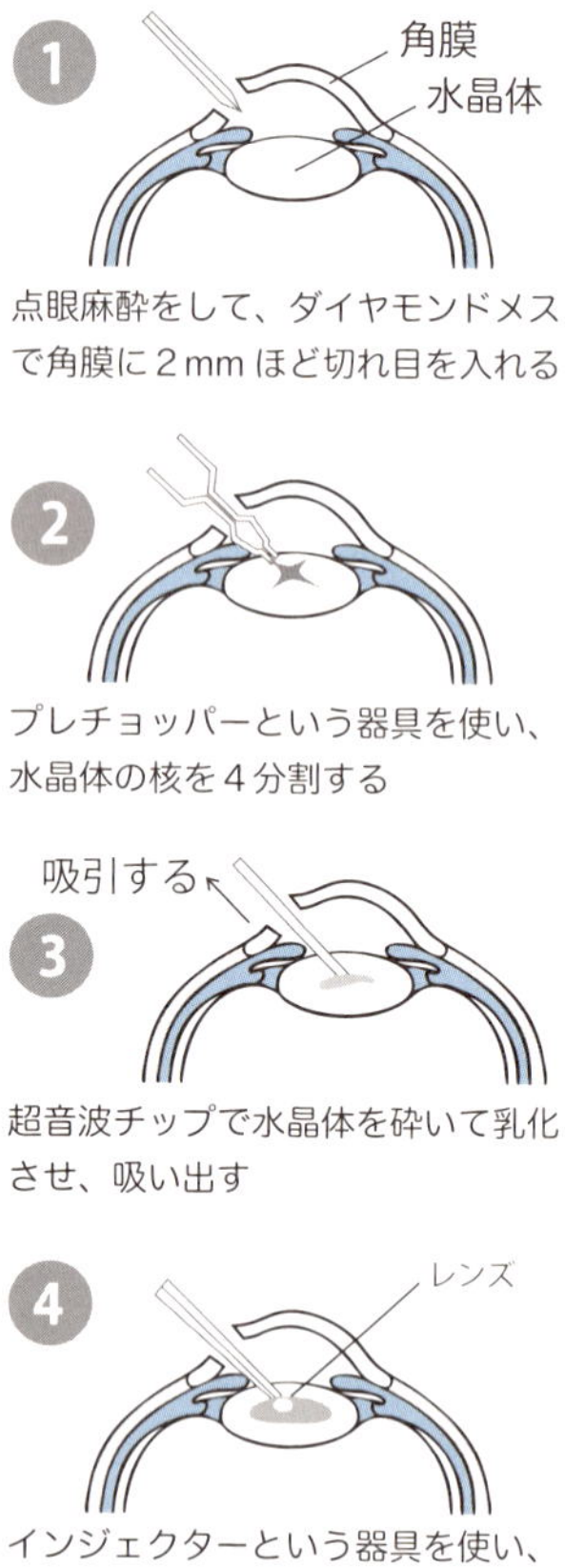

①点眼麻酔をして、ダイヤモンドメスで角膜に2mmほど切れ目を入れる

②プレチョッパーという器具を使い、水晶体の核を4分割する

③超音波チップで水晶体を砕いて乳化させ、吸い出す

④インジェクターという器具を使い、傷口からアクリル製の眼内レンズを挿入する

新常識3 手術時間はわずか3～4分 縫合や眼帯も必要なし

傷口が微小なため縫合する必要がなく、手術時間は平均でわずか3～4分。傍目《はため》には簡単に手術しているように見えたが、傷

点眼麻酔
目薬による局所麻酔のこと。麻酔が一瞬で終わり、眼を傷付けずにすむのが利点で、安全性も高いといわれている。

視神経
眼の網膜で受け取った外界の光の情報を脳に伝えるケーブルのような神経線維。眼と視神経の2つがあって初めてものを見ることができる。

ダイヤモンドメス
素材にダイヤモンドを使ったメスのこと。切れ味が鋭い分、繊細な使い方が求められる。

が小さいだけ難度も非常に高い。

また、極限ともいえる微小な切開や水晶体を事前に分割することには、大きな意味がある。超音波を使う時間を短くした結果、角膜の変形や炎症などを防げるようになり、乱視など手術による眼球への影響が軽減されるというわけだ。

「手術後の乱視の度数は、傷口が大きいほど高くなるといわれています。従来の手術法では、患者さんを乱視にしてしまいましたが、プレチョップ法であれば、術後、乱視になることはまずありません」（赤星医師）

手術で使うモニタには積算時間が表示されるようになっている。超音波で水晶体を砕く時間のトータルは、水晶体の状態により個人差はあるが、2秒程度だという。

「このようにデータをすべて取り、何かもっと改良できないかと常に考えています。そのことが、これまで行ってきたことが間違いではなかったという検証にもなるんです」（赤星医師）

新常識4 プレチョップ手術をできる医療機関は限られている

赤星医師は、すでに国内で約8万件の手術を行っている。またプレチョップ法は、最近では海外の病院でも取り入れられているそうだ。しかし、なぜか国内ではこの手術ができる医療機関は限られている。

外科手術は、質が担保されれば、感染のリスクなどを考えると、手術時間は短いほうがいいに決まっている。これから白内障手術を受ける人は、手術法の違いや、それぞれのメリットとデメリット、その施設での超音波を使う平均的な時間を医師に尋ねてみよう。

ちなみに、白内障手術には「この段階で手術」という明確な基準はないという。日常生活に不自由をきたしたときが手術の時機といわれ、早ければ早いほど水晶体が柔らかく、簡単に手術ができる。

乱視
角膜や水晶体にゆがみが生じ、光の屈折がずれて焦点が合わず、ものがぼやけて見える症状。ものをよりしっかり見ようと眼を酷使してしまうため、眼の疲れや頭痛、肩こりなどを誘発することもある。

度数
正確には「傷口の大きさの3乗に比例する」といわれている。

感染
眼の手術では、眼の中に細菌が入り込み、痛みや異物感、涙や目やに、角膜の濁りといった症状を引き起こすリスクがある。

ゴルフや庭仕事にはサングラスが必須
紫外線と白内障の関係

皮膚がん（悪性黒色腫など）をはじめとして、紫外線が皮膚に及ぼす影響については比較的よく知られているが、実は、紫外線は眼の健康にとっても大敵なようだ。

白内障の最大の危険因子は加齢だが、日光に含まれる紫外線も白内障のリスクの一つになることが近年の研究で明らかになってきた。

金沢医科大学の研究によれば、地元の石川県を基準にすると、より日差しの強い鹿児島県奄美大島の白内障発症率は1・4倍、さらに赤道に近いシンガポールでは2・1倍となり、逆に緯度の高いアイスランドでは0・4倍になるという。これらの結果からいえるのは、紫外線の多い地域ほど白内障の発症率が高いということだ。

では、なぜ紫外線が白内障を引き起こすのだろうか。紫外線の一部は角膜を通過して、水晶体に到達する。紫外線を長年浴び続けることによって、水晶体の中のタンパクが変化し、白く濁った結果、白内障を発症すると考えられる。したがって、白内障の発症リスクを少しでも減らすには、なるべく眼を紫外線にさらさないための対策が必要だ。

ゴルフやテニス、登山、庭仕事など、強い太陽光の下で活動するときは、UV（紫外線）カットのサングラスをかけよう。とくに登山では紫外線対策が必須だ。高度が高くなるほど、紫外線の量も飛躍的に増加するからだ。

サングラスは薄めの色がよい。あまり濃い色だと逆に瞳孔が開いて多くの紫外線を吸収してしまうからだ。さらに、紫外線は顔とサングラスのすき間からも入り込んでくるので、できるだけ顔にフィットするものを選びたい。

このほか、UVカットのコンタクトレンズ、つばの広い帽子、日傘なども紫外線の遮断に有効だ。

紫外線の量は、正午を中心とした前後2時間が最も多く、1日の6〜7割がこの時間に降り注ぐといわれている。自衛策を講ずる上ではこうした知識も参考にし、紫外線とうまく付き合っていきたいものだ。

紫外線マメ知識

- 1年の中では、4月から9月頃までが強い
- 1日の中では、正午を中心とした前後2時間が最も強い（1日の6〜7割程度がこの時間に降り注ぐ）
- 薄い雲は紫外線を通すため、曇りの日でも紫外線対策は必要
- 日光が水面に反射すると、紫外線の量は増える
- 夏に比べ、冬の紫外線量は少ないが、雪に反射すると紫外線の量は倍増する

（環境省「紫外線環境保健マニュアル」より）

COLUMN

遠近両用「多焦点レンズ」の登場で白内障治療が変わる!

白内障の手術に一般的に用いられている「単焦点レンズ」はピントが合う範囲が限られており、手術の際は遠近どちらかにピントが合うレンズを選ばなければならない。本や新聞を読むときなど、近くがよく見えるほうが便利な場合は、近くにピントが合うレンズを使うが、その場合は、車の運転やゴルフなどで遠くを見るときに眼鏡をかける必要がある。逆に、遠くにピントが合うレンズを選んだ場合は、近くを見るときに眼鏡をかけなければならない。

だが最近では、近距離と遠距離の双方にピントが合うように作られた「多焦点レンズ」が登場し、患者の選択肢が広がっている。多焦点レンズを使うと、日常生活程度なら近くのものも遠くのものも見えるようになり、眼鏡の必要性が圧倒的に減る。乱視の程度や眼の状態にもよるが、眼鏡がまったく不要になる場合もあるという。

ただし、多焦点レンズの使用にはさまざまな制約がある。車のヘッドライトやネオンがまぶしく感じられるといった夜間の視力障害が生じるため、プロのドライバーなど夜間に運転をする必要がある人は使えない。手元で細かい作業をする人や、乱視がひどい人にも向かないようだ。また、ときにはひどい眼精疲労が生じる可能性もある。完全主義で繊細なタイプの人には不向きと考えるのが妥当なようだ。

最近ではほかにも「老眼レーシック」や角膜内に特殊なリングを留置する最先端の老眼治療が存在するが、これらはまだ発展途上以外の何物でもないので注意が必要だ。

多焦点レンズを用いた白内障手術は2008年に先進医療の認可を受け、指定された医療機関なら以前より安く手術が受けられるようになった。先進医療とは、厚生労働省が指定する高度な医療技術のこと。手術などの技術料を自己負担すれば、前後の診察や薬代などは健康保険が適用される。

本文で登場する赤星医師が診療を行う三井記念病院の場合、手術代は片眼で39万5000円（診察料、薬代などは別）。保険診療の単焦点レンズ（片眼で1万8000円から5万3000円）に比べればはるかに高額だが、治療の選択肢が増えたことは一歩前進だ。医師と相談の上、自分の日常生活スタイルに合うレンズを選択したい。

単焦点レンズと多焦点レンズのメリットとデメリット

	単焦点レンズ	多焦点レンズ
メリット	近く、遠くどちらか一方が眼鏡なしでも見えるようになる。多焦点レンズに比べ費用が安い	日常生活程度なら近くも遠くも見えるようになる。人によっては眼鏡が不要になることも
デメリット	近くにピントが合うレンズは遠くが、遠くにピントが合うレンズは近くがそれぞれ見づらく、依然として眼鏡が必要	乱視が強い人、精密な作業をする人、遠くをはっきり見る必要がある人、夜間に運転する人などには不向き。単焦点レンズに比べ、費用が高い

オトコに多い病気新常識 08 男性型脱毛症（AGA）

本邦初〝飲む治療薬〟の効果が注目されている

毛髪関連企業が行った婚活アンケートによると、女性が結婚相手に求める外見の条件で、1位「太っていない」、2位「脂っぽくない」に次いで、3位に入ったのは「薄毛でない」だという。「男は中身で勝負」といいたいところだが、薄毛は本人にとっては深刻な悩みだろう。実は、私たちが一般に〝ハゲ〟と呼ぶ症状のほとんどが男性型脱毛症（以下、AGA）だが、それに効く飲み薬があるのをご存じだろうか。

フィナステリド（製品名プロペシア）は、2005年10月に承認された、医師が処方する本邦初の服用タイプの男性型脱毛症薬だ。日本で承認される以前に、欧米では1998年から発売されている。この薬を3200人あまりの患者に投与し、単施設ではおそらく世界一の症例数を持つ、東京メモリアルクリニック（クリニック平山）院長の佐藤明男医師に話を聞いた。

新常識1 ガリレオから本田宗一郎まで薄毛は〝できる男〟の証!?

AGAは、成人男性によく見られる、額の生え際や頭頂部のどちらか、または双方の毛髪が薄くなった状態だ。早ければ思春期を過ぎた頃から始まる。進行性のため、何も治療せずにしておくと毛髪は抜け続け、徐々に薄くなっていく。

佐藤医師によると、薄毛の男性はテストステロンという男性ホルモンが多く、「攻撃性や競争心、支配欲が強く」なりがちで、「力強くたくましい肉体を持っており、大脳皮質が発達していて知能にも優れ、性欲が強く生殖能力が高い、優れた人間の傾向

フィナステリド
元々は前立腺肥大症の治療や症状緩和のために使われていたが、1997年にAGAの治療薬として米国食品医薬局（FDA）に認可され、世界中に急速に広まった。既に世界60ヵ国以上で販売されている。

大脳皮質
大脳の表面を形作っている層のこと。高等動物ほどよく発達しており、言語や運動、感覚などをつかさどる神経中枢がある。

が強い」という。ジュリアス・シーザーからガリレオ・ガリレイ、ライト兄弟、はては湯川秀樹や本田宗一郎まで、偉人には薄毛が少なくない。ハゲは「できる男」の証なのだとか。ちょっとうれしい話である。

佐藤医師の診察室では、初診時に問診票に記入した後、頭部の状態を観察。AGAの症状が出にくい後頭部と、薄くなった部分の毛髪状態を比較して、AGAかどうかを判断する。

薬を処方された患者は1日1錠を服用し、以降は3ヵ月おきに来院。治療効果を確認するため、毎回同じ角度と距離からデジカメで撮影をする。客観的なデータを得ることがこの治療では重要だという。わずかながらも治療の効果が実感できれば、患者の治療への意欲もさらに高まる。

新常識2 フィナステリドの1年服用で6割近くが効果を実感

ケガによる脱毛などを除いた一般的な脱毛症というと、AGAか円形脱毛症のいずれかで、割合としては前者が圧倒的に多い。佐藤医師のもとに来院する患者では、AGAが99%を占める。

脱毛の原因としては、毛根の毛乳頭細胞に、男性ホルモンのDHT（ジヒドロテストステロン）という物質が作用することが挙げられる。人間の毛髪は約10万本あり、健康な人でもそのうち約50～100本が毎日自然に抜け落ちるといわれているが、AGAになると、DHTのはたらきにより脱毛シグナルが出され、毛髪が成長する前に次々と抜けてしまうのだ（図参照）。

DHTは、精巣《せいそう》から分泌されるテストステロンが、5αリダクターゼという酵素によって変化した化学物質。フィナステリドは、この酵素のはたらきを阻害して、脱毛の進行を食い止める（イラスト参照）。

「ネイティブアメリカンには黒々とした頭髪の男性が多く、薄毛が少ない。フィナステリドは、彼らが強壮剤として服用してい

円形脱毛症
ある日突然、何の前触れもなく、頭髪が円形または卵形に抜け落ちる。脱毛の箇所は、1ヵ所から数ヵ所までさまざま。自己免疫機能の異常やストレスが原因といわれている。

DHT（ジヒドロテストステロン）
男性ホルモンの一種で、テストステロンと頭皮などに存在する5αリダクターゼ酵素が結びつくことで作られる。髪の毛を作り出す毛母細胞の活動を強く低下させるはたらきがある。

毛髪の成長
髪の毛は休止期・成長期・退行期というサイクルを経て、自然に抜け落ちていく。AGAの場合、このうちの成長期が通常より短く、十分成長する前に抜け落ちてしまうことが分かっている。

図　毛髪の一生（AGAと正常時の違い）

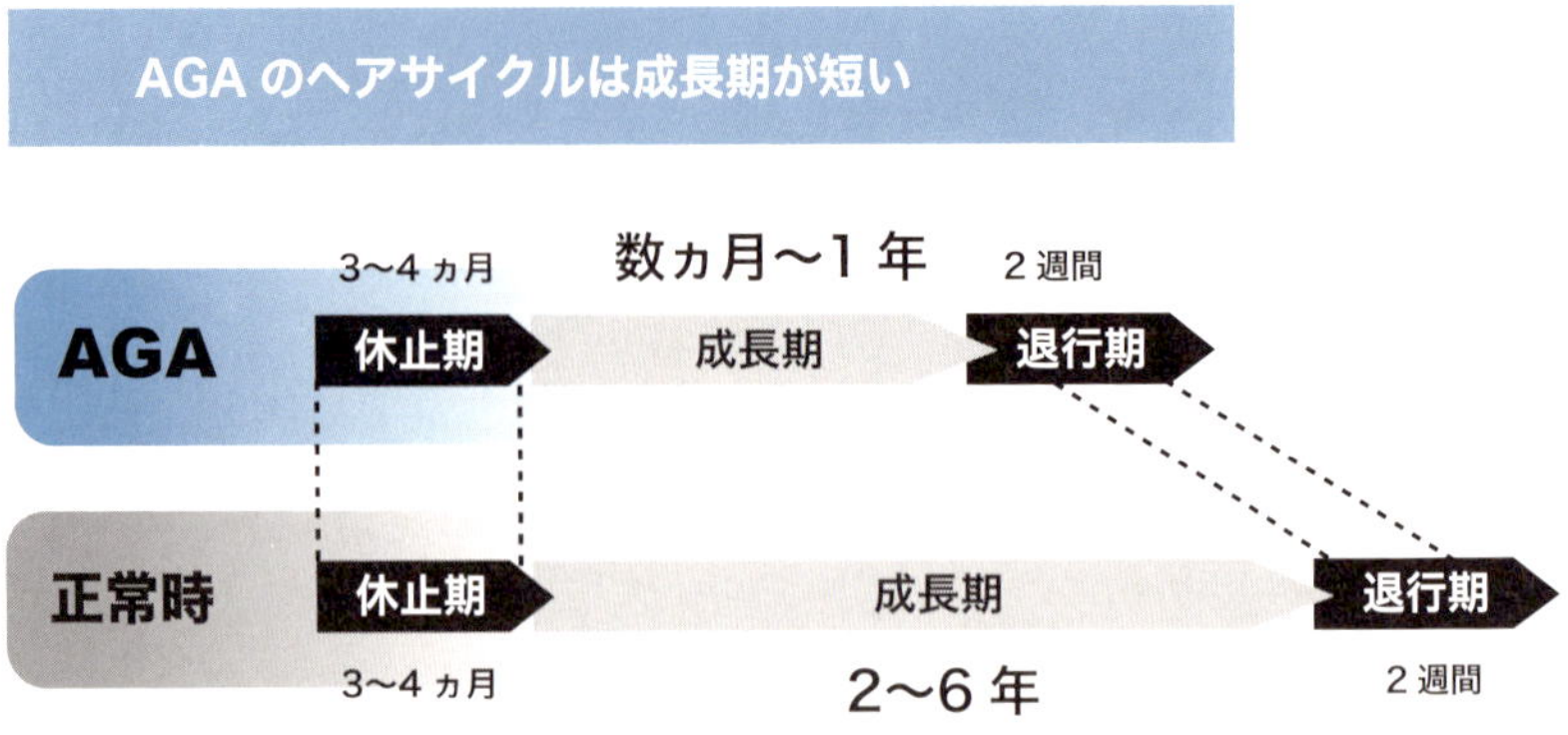

たノコギリヤシの研究から生まれたと聞いています」（佐藤医師）

メーカー発表の臨床試験データでは、1年間の服用で増毛58％、増減なし40％、脱毛進行は2％だった。ただし、飲むのを止めると効果はなくなってしまうので、根気よく飲み続けることが大切だ。

新常識3　副作用はごくわずか　心理的な影響の可能性も

副作用については、臨床試験の母数779症例のうち、性欲減退15例（1・9％）、射精障害と勃起機能不全が各11例（1・4％）だった。興味深いのは、この臨床試験では偽薬でも性欲減退（10例、1・3％）などの副作用が起きていることだ。「薬を飲む」という心理が何らかの影響を及ぼしていると考えられる。

一方、佐藤医師の約11年間、約3200症例のうち、性機能への影響を理由に服用を止めたのは3〜4人。「理論的には、D

強壮剤
体が必要とする栄養素や体の機能などを高める成分が入った精力剤の一種。体の基本的なはたらきを支え、活力を高める。滋養強壮剤ともいわれる。

ノコギリヤシ
北米の海岸部に自生しているヤシ科の植物。葉の見た目がノコギリに似ていることからこの名前がついている。アメリカの先住民にスタミナ源として古くから食べられてきたといわれ、その効果が注目されている。

性欲減退
DHTは、脱毛を促したり、髭や体毛を増加させたりするほか、性欲を減退させるはたらきがある。したがって、DHTが減少すれば、性欲は増進すると考えられる。

偽薬
本物の薬と同様の味や形をしているが、有効成分は入っていない偽の薬のこと。医薬品の臨床試験などで使われる。心理的効果や自然治癒力などが影響し、本物の薬同様に効果があることもある。プラセボともいう。

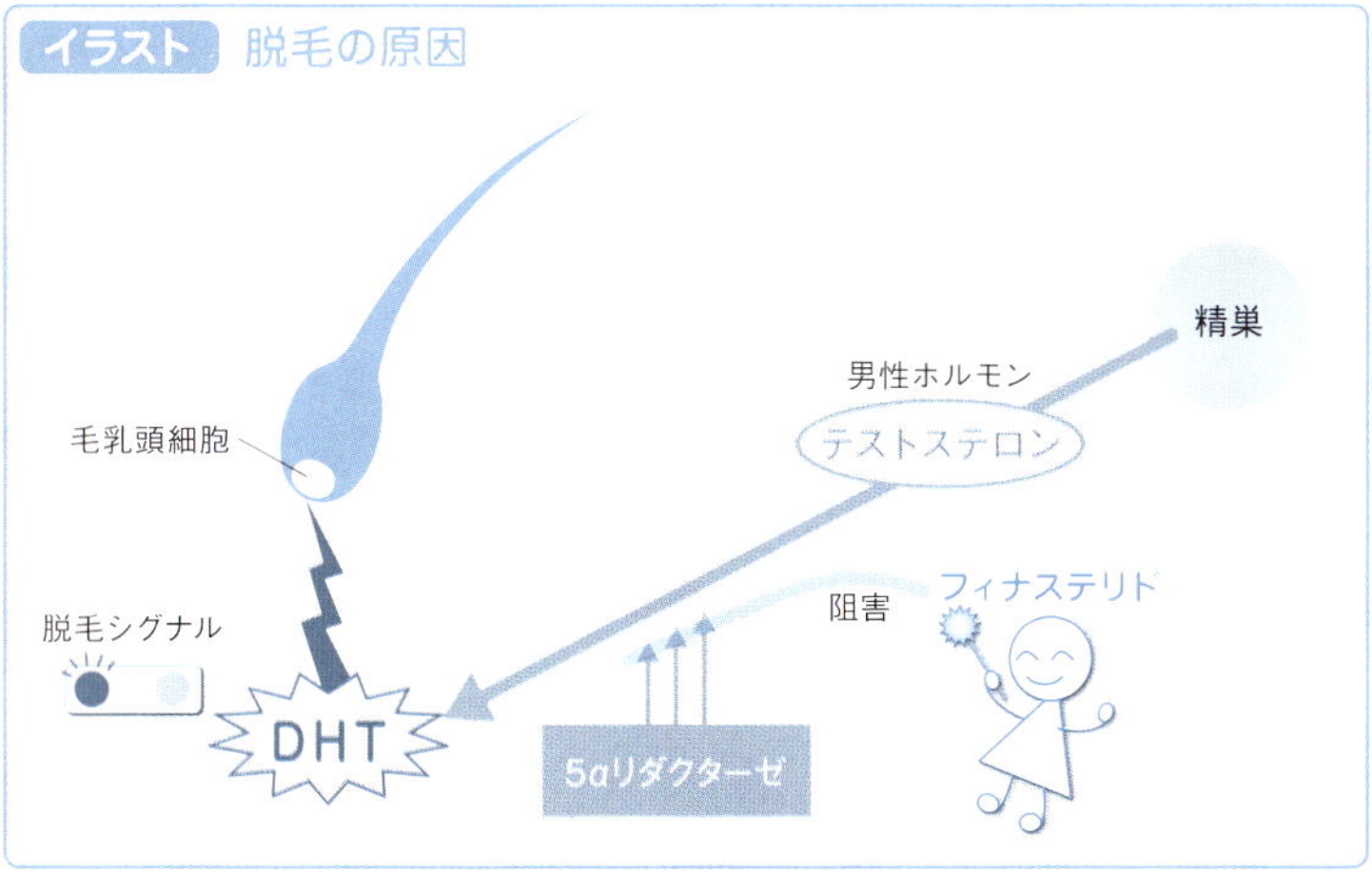

イラスト 脱毛の原因

HTが減れば性欲はむしろ増進するはず」と佐藤医師は語る。

毛髪が増えると、患者は大半が自信に満ち、人生が好転するという。長年求めていたパートナーと出会い、すぐに結婚できた20代の男性。外見コンプレックスが解消され、成績がアップした40代の営業マン。挙式予定の娘から「バージンロードをハゲのお父さんと歩きたくない」といわれ一念発起した60代の父親が、この薬で無事にバージンロードを娘と歩くことができたという話は、佐藤医師から聞いた話のなかで最も印象的なエピソードだった。

新常識4 塗り薬のミノキシジルを併用するとさらに効果的

日本皮膚科学会は、2010年4月、AGAの診療ガイドラインを発表した（69ページコラム参照）。このなかで、フィナステリド以外に育毛への高い効果が認められている薬に、塗り薬のミノキシジル（製品名ロゲイン・市販品リアップの主要成分）がある。「プロペシアの効果が現れない部分にロゲインやリアップを併用するとい

X染色体
性別の決定に関わる性染色体の一つ。ヒトの性染色体にはX染色体とY染色体がある。男性が母親由来のX染色体を1本だけ持っているのに対し、女性は父親由来と母親由来のX染色体をそれぞれ1本ずつ持っている。

い」と佐藤医師は勧める。

気になる費用だが、1日1錠（1mg）250円、1ヵ月（30日）で7500円（以上、参考価格）。一生飲み続けなくてはならないが、効果が出た後は低用量でいいという話もある。実現すれば、より安価で続けられるようになるかもしれない。

フィナステリドを服用するためには医師の処方箋が必要だ。受診は毛髪治療専門を謳《うた》う医療機関が望ましいが、最近ではAGAの治療を行っている皮膚科や形成外科、内科も増えているので、近隣の医療機関を探してみるといいだろう。

最近では、フィナステリドの個人輸入も可能なようだが、同じ脱毛でも、AGAではなく円形脱毛症の可能性もある。素人判断をせず、専門家の判断を仰ぎたい。

新常識5 「親父がハゲだから……」は間違い 母方の祖父の遺伝子が影響する

日本人男性の3人に1人がかかるといわれるAGAは、遺伝病であると考えられている。

「ただし、『オヤジがハゲだから息子もハゲ』は間違いです。最新の研究によると、母方からもらうX染色体が主に関係している可能性が高い。だから母方の祖父の頭髪を確認すべきなのです」（佐藤医師）

2004年の調査（板見智・日本医事新報）によると、日本人男性で薄毛を認識している人は1260万人、気にしている人は800万人。何らかの対処をしたことがある人は650万人。

関心が高い分、巷《ちまた》にはマッサージでの血流促進法や、育毛効果を謳ったシャンプーなど、さまざまな治療法や製品があふれかえっている。が、佐藤医師によると、それらは「医学的裏付けのないものばかり」だという。

選択の際は治療の医学的な根拠や薬に含まれる成分などについても注意を払いたい。

写真　フィナステリドによる治療前後の比較

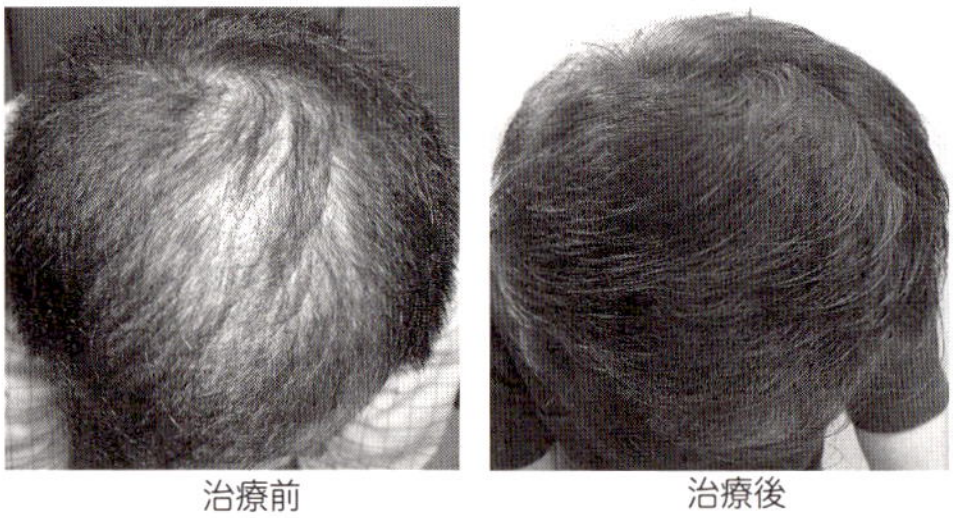

治療前　　治療後

フィナステリドによる治療前後の比較

フィナステリドの服用を始める前と、服用を始めて21ヵ月後の頭皮の様子。生え方にむらがあった頭頂部にまんべんなく髪が生え、もはや薄毛はほとんど気にならない。

COLUMN

男性型脱毛症の診療ガイドラインが完成 薬や治療法を5段階で評価

AGAについては、巷には科学的根拠に乏しい治療法や薬が横行しており、効果の期待できない治療を漫然と続ける患者も少なくない。

そこで2010年4月、日本皮膚科学会がAGAの「診療ガイドライン」を初めてまとめた。10人の専門医が、考えうるさまざまな治療法について、国内外の論文から科学的根拠の有無を確認し、推奨度を、

A＝強く勧められる
B＝勧められる
C1＝考慮してもよいが、十分な根拠がない
C2＝根拠がないので勧められない
D＝行わないよう勧められる

の5段階に分類した。

本文でも紹介したフィナステリドやミノキシジルは最高度のAと判定された。ただし、フィナステリドの女性への使用はDとした。

このほか、自毛による植毛術がB、カルプロニウム、t-フラバノン、アデノシン、サイトプリン・ペンタデカン、ケトコナゾールの5種類の成分はいずれもC1とされている。成分名は、商品パッケージに表示されているので、確認するといいだろう。

同時にガイドラインでは、重症度ごとの治療手順についても示されている（図参照）。生え際の後退の程度や毛髪の太さなどにより軽症と判断された場合は、C1の成分が含まれた育毛剤を使うか、フィナステリドまたはミノキシジルを1年間使用。改善が見られない場合は自毛植毛を行う。一方、中等症以上の場合は、フィナステリドまたはミノキシジルによる治療から入ることが勧められている。

図　男性型脱毛症の治療

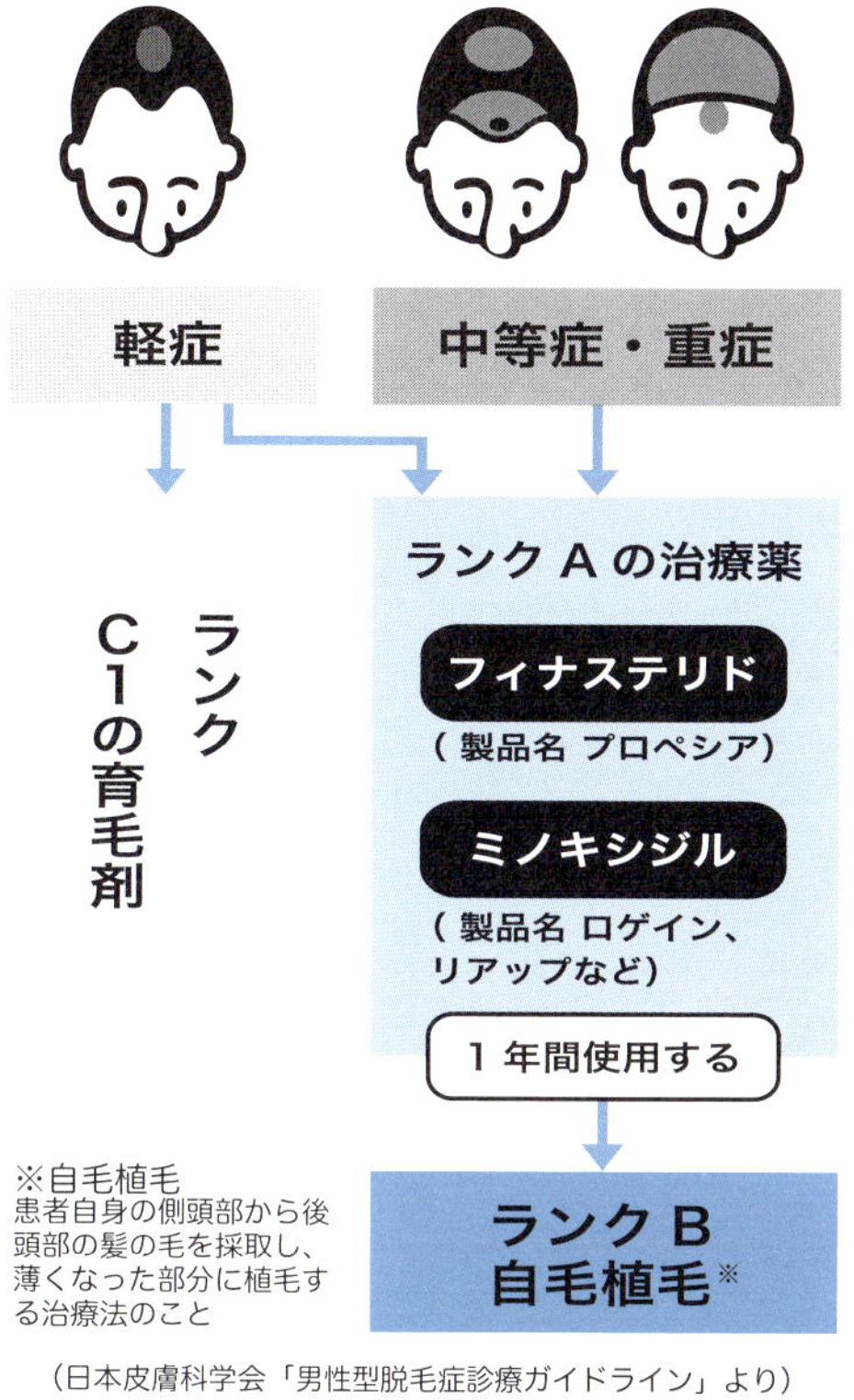

（日本皮膚科学会「男性型脱毛症診療ガイドライン」より）

片頭痛や群発頭痛は、帯状疱疹ウイルスが原因？

北里大学医学部教授（当時・現埼玉国際頭痛センター長）の坂井文彦医師が行った調査によると、現在、国内には約3000万人の慢性頭痛患者がいるという。近年では画期的な薬、トリプタン系薬剤の自己注射が可能になり、多くの患者が救われるようになった慢性頭痛だが、一方で、いまだよい医師や治療法に出会えず、あちこちの病院を渡り歩く患者も少なくない。

たかが頭痛といえど、されど頭痛。なかには、いったん発作が始まると、あまりの痛みに何も手に付かなくなるという重症患者も多い。よい治療法があると聞けばどんなものでもいいから試してみたい。それが患者たちの切実な思いではないだろうか。

そんな頭痛患者たちにとって救世主ともいえる医師を訪ね、最新の頭痛治療と注意点について話を聞いた。

新常識1 市販の頭痛薬が原因の頭痛があった！

頭痛は、人類が太古から付き合ってきた身近な病気だ。多くのストレスや慢性病を抱える多忙な現代人は、よほどガマンできない頭痛以外は市販の頭痛薬（痛み止め）で済ませてしまうことが多いだろう。

しかし、日常的な頭痛でも、「痛み止めを飲めば治るから」と市販薬を自己判断で多用するのは危険だ。かえって脳が痛みに敏感になり、薬物乱用頭痛を引き起こす可能性があるからだ（表1参照）。

薬物乱用頭痛は、その名の通り、頭痛薬を飲みすぎることで生じる頭痛だ。市販の頭痛薬には複数の成分が含まれているもの

トリプタン系薬剤

セロトニン・1（5-HT1）受容体作動薬ともいわれる。過度に拡張した脳血管を収縮させるとともに、神経性の炎症を抑えることによって頭痛発作を抑える。錠剤、点鼻薬、注射（自己注射）、口腔内崩壊錠（口の中で溶ける錠剤）と剤形もさまざまだ。

現在、以下の5つのブランドの薬が発売されている。

①スマトリプタン（製品名イミグラン）：錠剤、点鼻薬、注射（医療用・自己注射キット）
②ゾルミトリプタン（製品名ゾーミッグ）：錠剤、口腔錠
③エレトリプタン（製品名レルパックス）：錠剤
④リザトリプタン（製品名マクサルト）：錠剤、口腔錠
⑤ナラトリプタン（製品名アマージ）：錠剤

があり、効き目はよいが、そのぶん乱用（量が増えたり、頻度が増えたりする）を招きやすい。こうした市販薬を日常的に服用していると、脳が痛みに敏感になり、痛みがひどくなることがあるのだ。

薬物乱用頭痛の治療は、市販の頭痛薬の服用をきっぱりやめ、頭痛の専門医のもとを受診するに限る。どうしても使わざるを得ない場合でも、服用は月に数回以内にとどめておくのが望ましい。

表1　薬物乱用頭痛チェックリスト

- □月に10回以上、頭痛薬を服用している
- □何種類もの頭痛薬を服用している
- □薬の量がだんだん増えてきた
- □薬が効かなくなってきた

このうち2つ以上あてはまる場合は薬物乱用頭痛の可能性がある

新常識2　患者の多い緊張型頭痛と男性に多い群発頭痛に要注意

頭痛には、緊張型頭痛、片頭痛、群発頭痛からなる慢性頭痛と、脳や体の病気が原因で起こる二次性頭痛がある。

慢性頭痛のなかで患者数が最も多いのは、後頭部から首筋にかけて締め付けられるような痛みがある緊張型頭痛だ。長時間のデスクワークやコンピュータ作業などによる身体的ストレスや、不安や心の疲れなどの精神的ストレスによって引き起こされる。患者数は全頭痛患者の7～8割にものぼるといわれる。

片頭痛は、頭の側面が脈に合わせてズキンズキンと痛む。吐き気がしたり、光や音に敏感になることもある。また、前兆として視界にチカチカした光（閃輝《せんき》暗点）が現れる場合もある。

群発頭痛は、患者数は少ないものの、男

閃輝暗点

目の前に稲妻のようなギザギザの光が見えた後、ものがゆがんで見える、目の前が真っ暗になる、などの症状が起きる。脳の後頭葉（ものを見るための視覚中枢がある場所）に血液を送る血管がけいれんし、血液が減少することが原因。

頭痛の問診

問診内容の一例。これらの内容を事前にまとめておくと、問診がスムーズにいく。
①痛みの発生する部位（例：左側、こめかみ、後頭部）
②頻度（例：○ヵ月前から、○日に1回程度、夜中になると起こる）
③痛み方（例：脈と一致してズキンズキンする、重苦しい）
④強さ（例：とてもガマンできない、なんとかガマンできる）

性に圧倒的に多い。片側の眼の奥に、えぐられるような痛みが周期的にやってくる。その痛みは、大の大人でもじっとしていられないほど強いともいわれる。

日頃頭痛に悩んでいる人は、76ページのチェックシートで確認してみよう。

新常識3 いつもと違う、ガマンできない痛みは命に関わることも

こうしたさまざまな頭痛に悩む患者に対する豊富な診療実績を持つのが、汐留シティセンター・セントラルクリニックで頭痛外来を担当する清水俊彦医師（東京女子医科大学頭痛外来講師）である。

清水医師はこの頭痛外来のほかに、4ヵ所の医療機関で診療をしており、1週間でのべ1500人の患者を診ている。ここまで多忙になると、予約を制限せざるを得ない。検査や診断に時間をかけるため、初診患者の人数を限定しているという。

初診では、必ず問診とCT（コンピュータ断層撮影）を行い、ときにはMRI（核磁気共鳴画像）も使って徹底的に診察する。

「慢性頭痛と似た症状の病気をしっかり見分けることが大切」と清水医師。とくに、いつもと違う、ガマンできない痛みがないかどうかは、注意して確認している。

①ここ1ヵ月の間に急に痛みが強まった

②今までに経験がないほど強烈な痛みがある

③手足のしびれやマヒを伴う

こうした痛みは、**くも膜下出血や硬膜下血腫、脳腫瘍《しゅよう》などが原因で起きる二次性頭痛の可能性もある。**そうだとしたら命を落とすことにもなりかねないためだ。

また、清水医師は、二次性頭痛の鑑別と同時に「鼻や甲状腺の異常は必ずチェックします」と話す。副鼻腔《ふくびくう》炎（蓄膿《ちくのう》症）や甲状腺機能亢進《こうしん》症（バセドウ病）、甲状腺機能低下症（橋本病）、気管支喘息などは、頭痛の原因となったり、痛みを増幅させたりする病気だからだ。

くも膜下出血

脳にできたコブ状の脳動脈瘤《りゅう》が破裂し、脳を保護するくも膜と脳の間に血液が一気に広がる状態。働き盛りの年代に多く、死亡率も高い。症状は、前頭部・後頭部周辺の激しい頭痛やおう吐など。出血の量が多い場合は、発症後すぐに意識がなくなり、重症の場合は短時間で死に至ることもある。

硬膜下血腫

急性のものと慢性のものがある。

急性硬膜下血腫は、脳を包んでいる硬膜と脳の間に血が溜まり、短時間のうちにゼリー状に固まって脳を圧迫する病気。原因のほとんどは頭部外傷。激しい頭痛やおう吐、意識障害に加え、半身のマヒや言語障害、けいれん発作が現れることもある。

一方、慢性硬膜下血腫は軽い頭部外傷が原因となる。外傷から3週間以上経った後、頭痛や半身のマヒ、歩行障害、認知症などの症状を起こす。

「花粉症や虫歯1本でさえ、慢性頭痛の痛みをひどくしてしまいます。そうした病気があると、いい薬を使っても〝キレが悪い〟のです」（清水医師）

新常識4 片頭痛や群発頭痛の原因には帯状疱疹ウイルスが関係している

前述した検査の結果、片頭痛や群発頭痛と診断された患者に対し、清水医師はまず血液検査を行う。「頭痛に血液検査？」と不思議な気もするが、清水医師は、これらの頭痛に水ぼうそうの原因として知られる帯状疱疹《たいじょうほうしん》ウイルスが関係していると唱えている。

帯状疱疹ウイルスは水ぼうそうが治った後も神経節に残り、免疫力が落ちたときに活性化して片頭痛や群発頭痛を誘発する原因になっている。血液検査は、この帯状疱疹ウイルスが体内で活性化していないかどうかを調べるために行われる。

めまいや耳鳴り、突発性難聴なども、このウイルスによると見られるものがあるという。この説は２００７年にスウェーデンで開かれた国際頭痛学会で発表され、大きな反響を呼んだ。

清水医師の経験上、季節的に現れる群発頭痛の約8割は帯状疱疹ウイルスが関係しているというから驚きである。

「群発頭痛の治療中、痛みが起こる側のひたいやまぶたに帯状疱疹が起きる患者さんが何人もいたことから、ウイルスに注目するようになりました。予防薬として用いたステロイド薬の副作用で免疫力が落ち、帯状疱疹ウイルスが暴れ出したのだろうと考えました。同時に頭痛も同じ側で起こっているということは、頭痛自体にもウイルスが関係しているかもしれないと思ったのです」（清水医師）

新常識5 抗ウイルス薬を発症から数週間以内に服用する

実際の治療では、血液検査の結果が出る

脳腫瘍
頭蓋《ずがい》骨の内側に生じる腫瘍。初めからその場所で生じる原発性脳腫瘍と、体の他の部位のがんが転移してできる転移性脳腫瘍がある。いくつかの種類があるが、いずれも腫瘍により頭蓋骨の内側の圧力が増すことから、頭痛やおう吐、視力障害、けいれん発作などの症状が共通して現れる。

甲状腺機能亢進症
甲状腺は首の前側にある器官で、全身のエネルギー利用を促す甲状腺ホルモンを分泌する。この甲状腺が過活動状態となり、甲状腺が肥大する病気。心拍数の増加、血圧の上昇、多汗、手のふるえ、睡眠障害などの症状がみられる。

甲状腺機能低下症
甲状腺のはたらきが低下し、甲状腺ホルモンの産生が不十分になる病気。身体機能がゆっくりと低下し、声のかすれや表情の乏しさ、眼や顔の腫れ、皮膚のパサつき、下肢のけいれん、心拍数の低下などの症状がみられる。

1週間後を待つことなく、抗ウイルス薬のバラシクロビル（製品名バルトレックス）を見切り発車的に使う。薬が効きやすい「ゴールデンアワー」は発症から数週間。高い効果を得るためには、これを逃さないことが重要なのだそうだ。患者にも早めの受診が求められる。

　こんな例がある。18歳で突然左目の奥に刺すような痛みを感じたAさん（32歳・男性）は、20歳のときに大学病院で群発頭痛と診断されたが、当時はまだ有効な治療法がなかった。いったん発作が起こると激しい痛みで眠ることさえできず、仕事も辞めざるを得ない状況に。その後、トリプタン系薬剤も試したが、発作を根絶するには至らない。

　ところが1年ほど前、清水医師のもとでバラシクロビルを飲んでみたところ、10年以上も悩まされ続けた発作が嘘のように起こらなくなった。再発が不安な季節の変わり目を前にクリニックを訪れたAさんは、明るい表情で話す。

「再就職先では安心して働くことができるようになり、人生が変わりましたね」

　清水医師は、アロディニア（片頭痛の随伴症状で現れる皮膚の違和感）と帯状疱疹ウイルスの相関関係をすでに明らかにしている。しかも、バラシクロビルによる治療は、副作用などのデメリットがほとんどないという。

　今後、より多くの医療機関で積極的に行われるようになれば、Aさんのような例がもっと増えるに違いない。

新常識6 頭痛患者が100人いれば100通りの症状と治療法がある

　片頭痛や群発頭痛の治療には、バラシクロビルのほかに、冒頭に挙げたトリプタン系薬剤が使われることが多い。緊張型頭痛の治療では、鎮痛薬、筋弛緩薬、抗うつ薬などを痛みの頻度で使い分けるほか、心や体に負担をかけずに生活するための生活指

片頭痛の治療

　スマトリプタン（製品名イミグラン）、ゾルミトリプタン（製品名ゾーミッグ）などのトリプタン系薬剤が有効とされる。

　痛みが繰り返し起こる場合は、予防薬としてカルシウム拮抗薬のロメリジン（製品名ミグシス、テラナス）や抗うつ薬のアミトリプチリン（製品名トリプタノール）などが用いられる。

群発頭痛の治療

　スマトリプタン（製品名イミグラン）の注射薬（自己注射）や点鼻薬が有効とされる。予防では狭心症の薬であるベラパミル（製品名ワソラン）が用いられる。

導も大切だ（表2参照）。

このように、頭痛には実にさまざまなタイプがあり、治療法も多様だ。頭痛患者が100人いれば、100通りの症状と治療法がある。最先端の頭痛外来の条件は、薄皮を一枚ずつはがすようにほかの病気の可能性を取り除き、頭痛本来の姿をきちんと見極めて患者に合った治療法が選択できる、たしかな眼を持っている医師がいることだといえよう。

頭痛外来を標榜する医療機関は少しずつ増えており、「たかが頭痛」という見方も徐々に減ってきている。だが、世間にはまだまだ頭痛を軽んじる傾向があるのもまた事実である。患者の切実な気持ちを理解し、十分にコミュニケーションをとった上で治療を行ってくれる、いい医師を見つけたいものだ。

表2 慢性頭痛の予防と注意点

片頭痛

- 忙しい朝でもきちんと朝食をとる（血糖値が低いときに起きる場合も）
- 6～8時間は睡眠をとる（寝不足も寝すぎも片頭痛の原因）
- カフェインのとりすぎやアルコールの飲みすぎに注意（赤ワイン、チョコレート、熟成チーズなども片頭痛を誘発する可能性あり）

緊張型頭痛

- ストレスを減らし、心にゆとりのある生活を心がける
- パソコン作業などで同じ姿勢をとり続けるときは、1時間に1回は休憩し、首や肩のこりをほぐす
- 枕の高さが高すぎると、首に負担をかけるので要注意（77ページコラム参照）

群発頭痛

- 痛みがあるときはアルコールを控える
- ニトログリセリン（狭心症の薬）は血管を拡張し、群発頭痛を誘発する。頭痛が続くようなら医師に相談
- 痛みがあるときの長時間の入浴はNG。できるだけシャワーですませる

緊張型頭痛の治療

音楽鑑賞や読書など、好きなことをする時間を作る、散歩やジョギング、水泳などの軽い運動を取り入れる、入浴や適度なアルコール摂取で血行をよくするといった生活習慣の改善だけでも十分効果がある。

薬による治療は、鎮痛薬のザルトプロフェン（製品名ソレトン）、筋弛緩薬のチザニジン（製品名テルネリン）、抗うつ薬のアミトリプチリン（製品名トリプタノール）などを痛みの頻度によって使い分ける。

慢性頭痛チェックシート

Q1. どこが痛む？

A. 頭の片側、または両側

B. 頭全体・後頭部・首筋

C. 片側の目の奥

Q2. どんな痛み？

A. ズキンズキンするような痛み

B. 重苦しい痛み

C. 突き刺される・えぐられる痛み

Q3. 痛みの強さはどれくらい？

A. 中等度で日常生活に支障あり

B. 比較的軽い

C. ガマンできないほど強烈

Q4. 動くと痛みはどうなる？

A. 痛みが増す

B. 変わらない

C. 痛くて動かずにはいられない

Q5. どんな周期で痛む？

A.1ヵ月に1～2回から年に数回程度

B. 毎日～数日に1回

C.1～2ヵ月の間、毎日1～2時間ほど痛む

Q6. 頭痛以外の症状は？

A. 吐き気がする・光や音に敏感になる

B. 目の疲れを感じる・めまいがする

C. 目が充血する・涙が出る・鼻汁が出る

6つの質問に答えた後、回答の中から
A、B、Cの個数を数えてみよう。

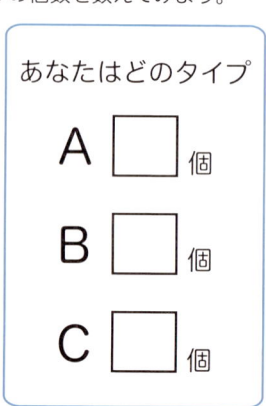

あなたはどのタイプ

A □ 個

B □ 個

C □ 個

Aが多いあなたは ▶ 片頭痛の可能性大

Bが多いあなたは ▶ 緊張型頭痛の可能性大

Cが多いあなたは ▶ 群発頭痛の可能性大

AとBが多いあなたは ▶ 片頭痛と緊張型頭痛の混在型の可能性大

※このチェックシートはあくまで目安にすぎません。あてはまる症状がある場合は、早めに医師の診察を受けること。

COLUMN

緊張型頭痛の解消にはまず「枕の見直し」から

頭痛患者の7～8割を占める緊張型頭痛。「首の筋肉の緊張によって引き起こされていることが圧倒的に多い」と話すのは、16号整形外科院長の山田朱織《しゅおり》医師だ。山田医師は、枕と睡眠を専門とする「枕外来」を開設し、多くの患者に良質な睡眠方法を指導している。

緊張型頭痛について、山田医師は「枕が合わず、睡眠中に頭の重さが首の神経に負担をかけていることが原因の一つ」と指摘する。同様に、手や顔面のしびれ、肩こり、腰痛など、枕が合わないことで生じる症状は数え切れないとも話す。正しい睡眠姿勢をとると、気道もしっかり確保されるため、いびきをかかなくなったり、睡眠時無呼吸症候群が解消されたりした例もあるそうだ。

最近の枕には、頭が接する部分にくぼみのあるものや、素材に低反発のウレタンフォームを使用したものが多いが、「こうした枕はむしろ弊害が多い」と山田医師は話す。

「これらの枕は、仰向けになったときに背骨がS字カーブを描くように考えられているのですが、そもそも睡眠時に背骨がS字になる必要はありません。実際に、ヘルニアなどで首を痛めた患者さんの症状が最も緩和するのは、首と背骨が一直線になったときなのです」

では、正しい睡眠姿勢をとるためにはどんな枕を用意すべきなのだろうか。まず、固めの座布団とタオルケットを用意する。タオルケットも、毛足が長くて柔らかいものは避ける。

次に、イラストのように座布団の上にタオルケットを重ね、横を向いたときにひたいから鼻、口までが水平で一直線になるようにタオルケットの枚数を一枚ずつ調整する。難しい気もするが、「正しい睡眠姿勢を判断する感覚は、誰でも持っている」と山田医師。寝返りを打ったときに、肩と腰が同時に無理なく転がれば正しい高さだ。

実は、この「自由に寝返りが打てること」こそが正しい睡眠姿勢の絶対条件。寝返りを打つと、血液やリンパ液、関節液の流れが滑らかになる。「睡眠中に寝返りをしっかり打てれば、疲労感が残らず、翌日に元気に活動するための体の準備が整う」と山田医師。

「睡眠時間は〝オフタイム〟ではありません。人間が元気に生きていくために、積極的にとるべきものなのだということを意識してほしいですね」

イラスト 正しい枕の高さ

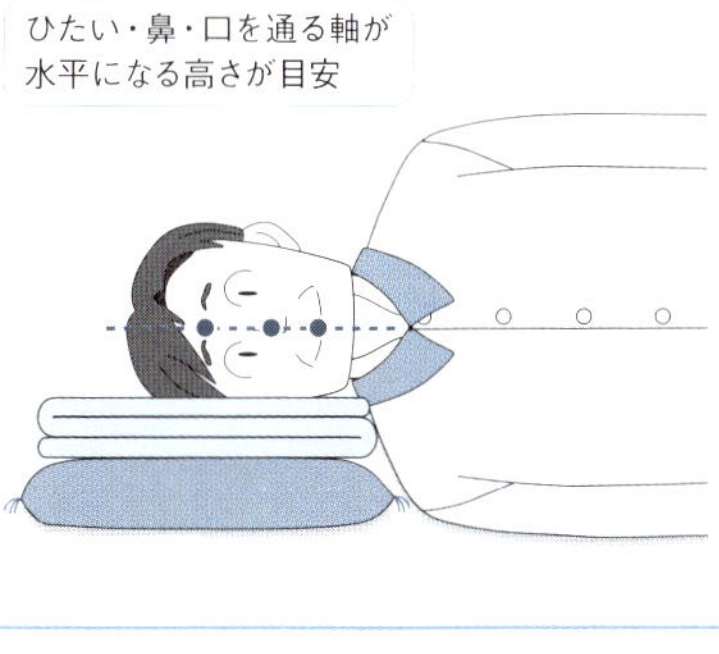
ひたい・鼻・口を通る軸が
水平になる高さが目安

歯周病は生活習慣病であり、感染症である

「私の口の中は健康！」そう自信を持っていえる中高年はいったいどれくらいいるのだろうか。

厚生労働省が2005年に実施した「歯科疾患実態調査」によると、30代～60代の8割以上が歯周病で、なかでも40代～50代は88％という高い割合を示している。中高年の口の中は惨憺《さんたん》たる状況といっていい。

失った歯は二度と元に戻らないだけに、自分の歯とは長く大切に付き合っていきたいものだ。そこで、デンタルみつはしの三橋純医師（院長）に、中高年男性が気をつけるべきポイントを聞いた。

新常識1 タバコを吸っていると歯周病が悪化しても気付かない

歯周病とは、歯肉（歯ぐき）や歯を支える骨（歯槽《しそう》骨）に起きる炎症のことで、初期に歯ぐきだけが腫れている状態を歯肉炎、炎症が骨にまで及んでいる状態を歯周炎という。原因はむし歯（う蝕）と同じように、歯垢《しこう》の中にいる複数の種類の細菌だ。

歯周病が悪化すると、細菌の出す毒素によって歯槽骨や歯ぐきが溶けて歯がグラグラするようになり（表参照）、最終的には歯が抜け落ちてしまう。年をとると歯が抜けるのは仕方がないと考えがちだが、実は、歯が抜けるのは年のせいではない。高齢者が歯を失う理由の大部分は歯周病やむし歯によるものなのだ。

わが国では、80歳になっても20本以上の歯を残そうという8020運動が約20年前から始まっているが、前述した調査の推定では、80歳の人に残っている歯の数の平均

8020運動
1989年より厚生労働省と日本歯科医師会が推進している。20本以上の歯があれば、ほぼ満足な食生活が送れるといわれている。

表　歯周病の症状

- □ 歯がグラグラする
- □ 歯ぐきが赤く腫れる
- □ 歯ぐきから出血する
- □ 冷たい飲み物などが歯にしみる
- □ 口臭が気になる
- □ 朝起きたときに口のなかがネバネバする

グラフ　20本以上の歯を有する者の割合の年次推移

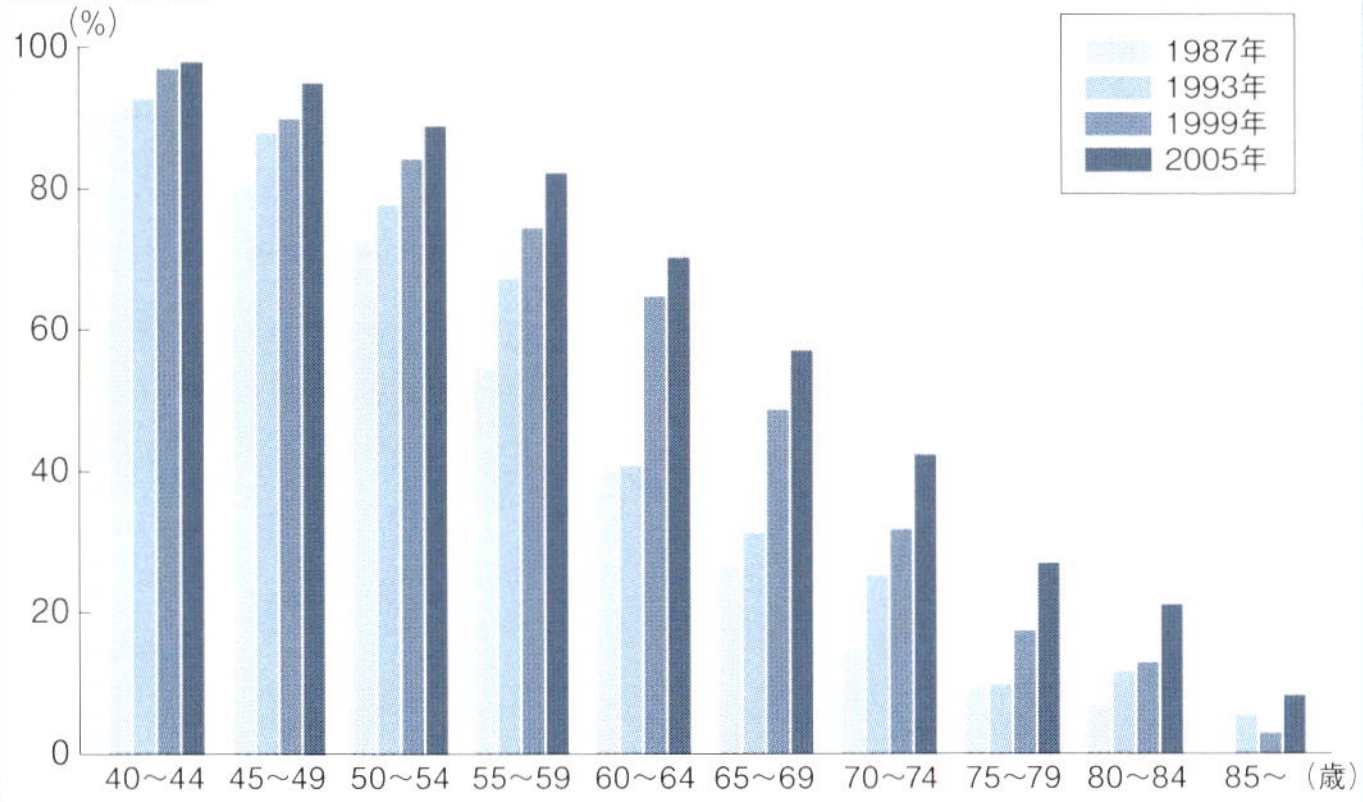

（2005年「歯科疾患実態調査」より）

はたったの9・8本。80歳で20本以上の歯が残っている人の割合は、24・1%だった（グラフ参照）。

歯や歯ぐきが比較的健康ないまから真剣に歯周病対策を講じないと、「おいしく噛んでものを食べる」ことができなくなってしまう。では、大事な歯を失わないためにはどうしたらいいか。中高年男性の歯周病をめぐる問題点として、三橋医師は喫煙、ストレス、口腔ケア不足の3点を挙げる。

あまたの病気の例にもれず、歯周病でも喫煙は危険因子となる。タバコに含まれるニコチンが体の抵抗力を弱め、細菌を繁殖させてしまうからだ。

加えて、ニコチンには血管を収縮させる作用がある。**歯ぐきの毛細血管が収縮すると出血や炎症が起こりにくくなるため、歯周病が進んでも自覚症状はないという、いわば「かくれ歯周病」ともいえる病態が生じるのである。**

「口はタバコの成分の体内への入り口なのですから、喫煙が口の中の健康に大きな影響をおよぼすということはもっと認識されてしかるべきです。いまは禁煙外来を設けている医療機関もたくさんありますから、

歯周病の危険因子

歯周病の危険因子としては次のようなものが挙げられる。
①喫煙（ニコチンにより歯ぐきの毛細血管が収縮したり、歯周病に対する抵抗力が低下したりする）
②糖尿病（細菌に対する抵抗力が低下する）
③ストレス（体の抵抗力が弱くなったり、食事やブラッシングなどの習慣が変化する）
④食習慣の乱れ（甘いものや軟らかい食べ物が歯垢を増殖させる、間食により口内が酸性に傾く）

毛細血管

健康な歯ぐきは柔らかく、ピンク色をしている。だが、喫煙で歯ぐきの毛細血管が収縮すると、歯ぐきが固くなると同時に血流障害で歯ぐきの色が黒ずむ。

歯周病の治療を始めるときに、あわせて禁煙治療（138ページ参照）も始めるとよいと思います」（三橋医師）

ストレスも歯周病を悪化させる原因の一つだ。仕事などでストレスを溜めすぎると、体の抵抗力が低下して細菌に感染しやすくなるほか、唾液《だえき》の分泌量も低下する。唾液が減ると細菌が洗い流されないため、口の中にいつまでも細菌が残ってしまう。こうした状態を放置すると歯周病が悪化しやすいだけではなく、口臭がきつくなることもある。

口腔ケア（後述）に対する意識も、女性より男性のほうが低いのではないだろうか。「仕事が忙しいから」「仕事で疲れたから」「時間がないから」。男性はこんな言い訳をして〝口の中の健康管理〟をおろそかにしがちだ。酔っ払って帰宅して、歯も磨かずに寝てしまった――こんな経験は誰でも一度や二度はあるだろう。

「仕事のストレスを発散するためにタバコを吸い、酒を飲んで、歯も磨かずに寝てしまう……中高年男性にありがちなパターンですが、こういう生活は、歯周病予防の点から考えても〝最悪〟といってもいいのです」（三橋医師）

新常識2 歯周病の原因菌は口から口へ感染する

歯周病にかかるのは中高年だけではない。最近では10代、20代の患者も増えているというが、どうやらその原因は大人にあるようだ。

歯周病の一種に、10代～30代で発症する侵襲性歯周炎がある。症状が急激に進むことが多く、なかなか治りにくいといわれているが、この侵襲性歯周炎の原因となる「アクチノバラシス・アクチノミセテムコミタンス菌」という細菌は、小さな頃に親から経口感染する可能性が高いと考えられている。

そのため最近、学校や保育園、幼稚園で

侵襲性歯周炎
通常、歯周病は30代以降で徐々に進行していくが、侵襲性歯周炎はそれ以前の若い時期に発症し、通常の歯周炎よりも急速に進行する。以前は「若年性歯周炎」と呼ばれていた。

アクチノバラシス・アクチノミセテムコミタンス菌
侵襲性歯周炎の原因菌。白血球のはたらきを低下させ、毒素によって歯周組織に障害を起こす非常に恐ろしい細菌といわれている。感染者は20代前後の若年者が多い。感染頻度は低いが、感染すると歯周病を確実に悪化させる。

イラスト1 歯の構造と根面う蝕

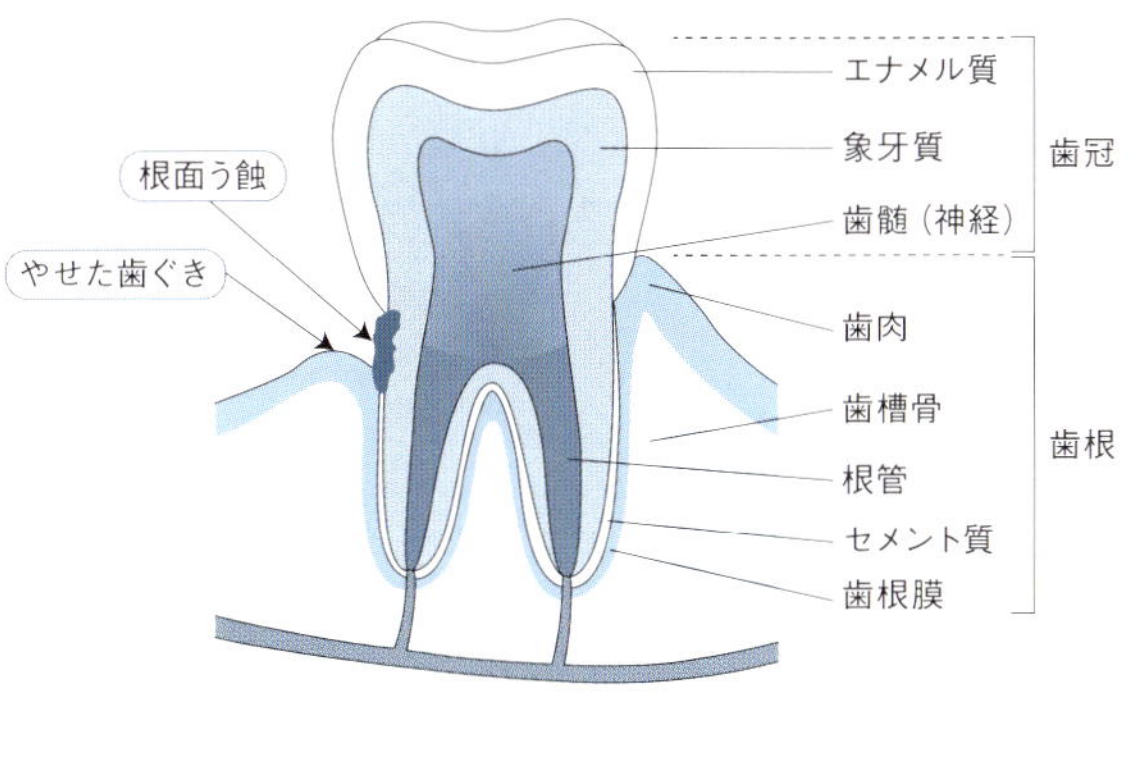

は、親子間で食べものの口移しをしたり、ペットボトルの回し飲みをしたりしないようにと指導しているようだ。自身の子はもちろん、孫や親戚の子などもかわいいものだが、そうした子どもたちに対しても口移しなどはしないように注意したい。

また、成人性歯周炎の原因菌の一つとして知られる「ジンジバリス菌」も、親子間・夫婦間などで経口感染することが知られている。三橋医師も臨床現場での経験上、「ひどい歯周病にかかっている男性の奥さんは、やはりひどい歯周病であることが多い」という。家族の口の健康を守るためにも、口腔ケアはきちんと行いたいものだ。

新常識3 中高年の口腔ケアのポイントは「根元のむし歯」の予防

歯周病に関して、中高年が気を付けたほうがいい点がもう一つあると三橋医師は指摘する。それは、「根面《こんめん》う蝕」、つまり、歯周病患者がなりやすい、歯の根元部分のむし歯のことである。

歯周病が進んだり、不適切なブラッシング方法で歯ぐきが傷ついたりすると、歯ぐきが下がって歯の根元部分が少しずつむき出しになっていく。通常、歯の表面は硬いエナメル質に覆われているが、この露出し

成人性歯周炎
最も多いタイプの歯周炎で、慢性歯周炎ともいう。通常、30代以降になって比較的ゆっくりと症状が進行する。

ジンジバリス菌
成人性歯周炎の代表的な原因菌の一つ。歯周病のなかでも最も病原性が高く、歯垢を分解して強い悪臭を放つのが特徴。

根面う蝕
主な原因は、本文中にあるように歯の根元はブラッシングが困難であることだが、唾液の分泌量の不足や糖分のとりすぎなども原因となる。

ブラッシング
あまり力を入れて歯の根元を磨くと、歯ぐきを傷め、歯ぐきがさらにやせてしまうおそれがある。歯ブラシはペンのように持ち、軽い力でていねいにブラッシングしよう。

た部分にはエナメル質がなく、象牙質がむき出しになっている。象牙質はエナメル質とは違って非常に軟らかいため、この部分がむし歯の温床となってしまうのだ（イラスト1参照）。

根面う蝕を防ぐためには、ブラッシングの際に歯の根元や歯周ポケット、歯と歯の間などに付いた歯垢を念入りに落とす必要がある。

よく食事の後につまようじを使っている人がいるが、つまようじはうまく使わないと歯ぐきを傷つけたり、食べもののかすをさらに奥の方へと押しこんでしまう可能性がある。歯と歯の間の汚れはデンタルフロスや歯間ブラシなどを使って落とすといいだろう（イラスト2参照）。

新常識4 マウスウォッシュの類は あくまで「ブラッシングの補助」

市販の口腔（オーラル）ケア製品というと、まずマウスウォッシュ（洗口剤）が思い浮かぶ。時間がないときでも手軽に口の中をスッキリさせられるため、愛用している方も多いのではないだろうか。だが、三橋医師は、マウスウォッシュには一定の効果があると認めながらも「あくまでブラッシングの補助として用いるべき」とする。

「歯周病予防を謳《うた》うマウスウォッシュは、たしかに歯の表面や唾液の中の歯周病菌を減らす効果がありますが、歯と歯ぐきのすき間やむし歯ができている部分にはあまり効果がありません。ていねいなブラッシングに勝るものはないと考えましょう」（三橋医師）

それでもマウスウォッシュを使いたいという場合は、キシリトールやフッ素入りの製品が勧められるそうだ。どちらにも、むし歯の発生を防ぐはたらきがある。キシリトールはガムやタブレットなど、フッ素は歯磨き粉やマウスウォッシュ、スプレーなどで市販されている。

歯の健康を維持するためには、こうした

歯周ポケット
歯と歯ぐきの間にある小さな溝のこと。歯ぐきが健康なら深さは1～2㎜程度だが、歯周病にかかると3㎜以上になり、ひどい場合は7㎜を超えることもある。溝が深いと汚れがたまりやすく、歯周病悪化の原因となる。

フッ素
歯に塗ることで酸に溶けにくい丈夫な歯をつくる。歯の再石灰化も促されるため、むし歯予防に効果がある。

口腔ケアのほかに「食事のとり方に気を付けるべき」と三橋医師はアドバイスする。とくに、時間を決めない「だらだら食い」は避けたほうがよいそうだ。

通常、口の中の酸性度はほぼ中性の状態に保たれているが、食事後は一時的に酸性に傾き、むし歯になりやすい状態となる。口の中をできるだけ中性に保つためには、規則正しく食事をして、食事と食事の間は十分に時間を空ける必要がある。

ここまでさまざまな口腔ケア方法をみてきたが、これらの方法を励行しても、自らの手で行う歯周病予防には限界がある。定期的に歯科医院で検診を受け、歯科衛生士にクリーニングをしてもらうとよい。

「PMTCと呼ばれる方法を使い、歯周病やむし歯の原因となるバイオフィルムを定期的にプロの手で除去することで、細菌が悪さをするのを防ぐことができます。重症の場合はひと月ごと、お勧めは3ヵ月に1度です」（三橋医師）

イラスト2 歯間ブラシの使い方　デンタルフロスの使い方

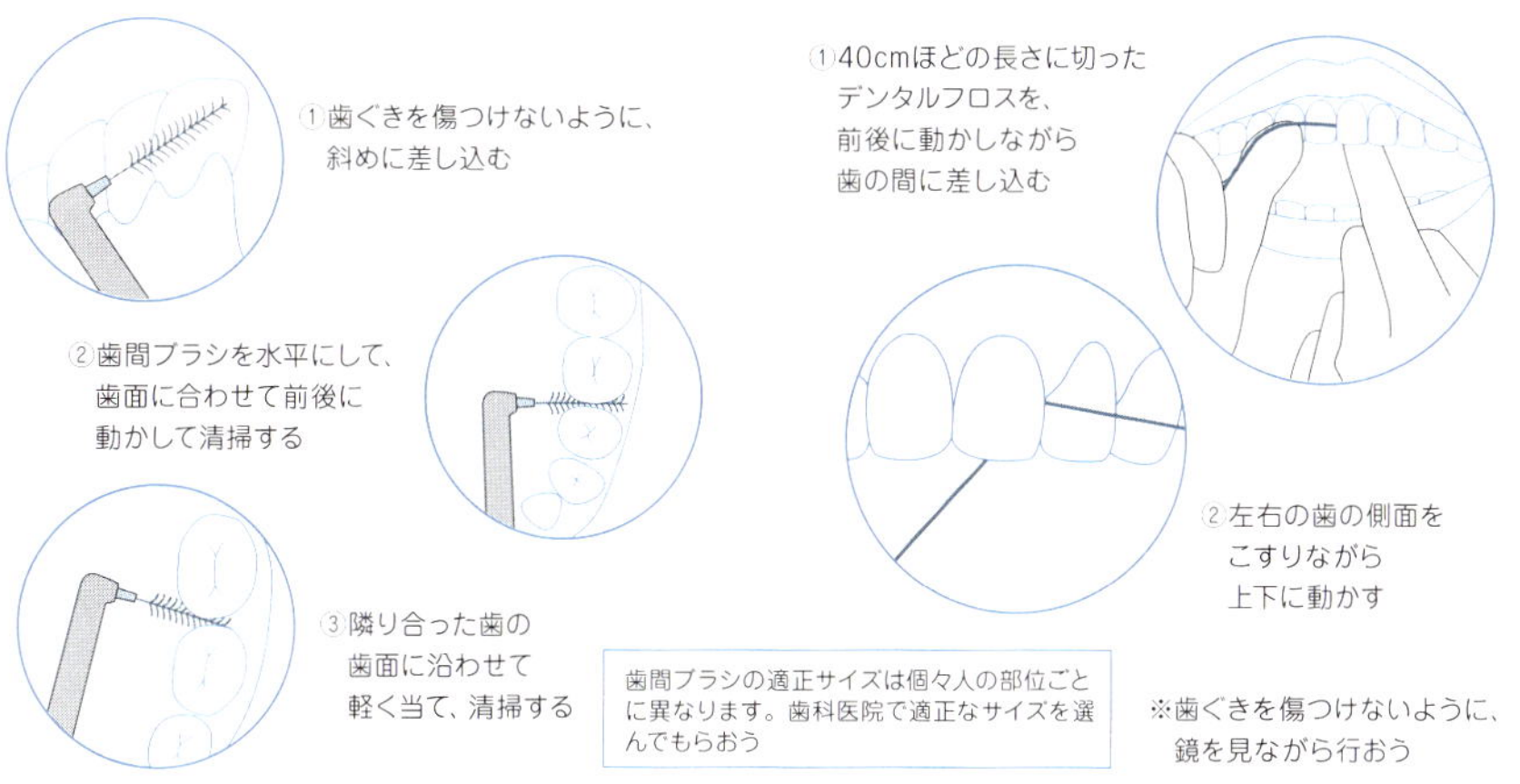
①歯ぐきを傷つけないように、斜めに差し込む
②歯間ブラシを水平にして、歯面に合わせて前後に動かして清掃する
③隣り合った歯の歯面に沿わせて軽く当て、清掃する
歯間ブラシの適正サイズは個々人の部位ごとに異なります。歯科医院で適正なサイズを選んでもらおう
①40cmほどの長さに切ったデンタルフロスを、前後に動かしながら歯の間に差し込む
②左右の歯の側面をこすりながら上下に動かす
※歯ぐきを傷つけないように、鏡を見ながら行おう

PMTC
Professional Mechanical Tooth Cleaningの略。普段の歯磨きでは落としきれない歯周ポケットや歯の根元部分の汚れを、歯科衛生士が専用機器を使って磨く。フッ素塗布などのむし歯予防処置も同時に行ってくれることもある。

バイオフィルム
複数の細菌や微生物が集まってできたヌルヌル、ネバネバとした塊のことで、むし歯の原因となる。歯の表面や歯周ポケットに頑固にへばりついており、ブラッシングなどでは容易に取り除くことができない。

歯科医は見えないで治療していた？現代歯科必須の「歯科用顕微鏡」

歯周病やむし歯の治療に大きな威力を発揮するのが、最近にわかに注目を集めている「歯科用顕微鏡（マイクロスコープ）」だ。歯科治療は患部が非常に小さく、かつ見えにくいため、繊細な手さばきが求められるが、この歯科用顕微鏡を使うと、口の中を20倍前後に拡大して確認できるため、患部を細かく観察しながら確実に治療することができる（写真参照）。

三橋医師（本文に登場）は、2000年からすべての診療に顕微鏡を採り入れている。

「顕微鏡を使うといっても、やることは変わりません。通常の歯科治療です。ただ、それを暗くて狭い口の中でやるのが、いかに難しいかということなのです」（三橋医師）

一般的に1㎜以下の微細病変は肉眼では見えない。病変が見えにくいだけに、完全な治療が難しく、また治療の必要のない歯にまで傷をつけてしまいかねない。

「むし歯に近接した歯に傷がつくと、6～7割の確率で新たなむし歯ができます。この事実はすでに科学的に証明されていますが、論文を読むまでもなく、歯科医であれば経験的に分かっているはずですよ」（三橋医師）

顕微鏡を使えば、こうした治療によるむし歯のリスクも減らせる。

「私も顕微鏡を使い始めるまでは、肉眼やルーペで治療していました。初めて顕微鏡を使ったときは『世界が違う！』と思いましたね。見えるものがまったく違うのです」（三橋医師）

顕微鏡が最もその力を発揮するのは「根管治療」の分野だ。根管とは歯の根にあたる管のようになった部分で、中には歯髄《しずい》と呼ばれる歯の神経や血管が通っている（81ページのイラスト参照）。進行したむし歯があるときに、根管治療をていねいに行わないと、根管内に細菌が残り、やがては根の先に病巣が発生してしまう。

根管は微細で、歯の根元の見えにくい位置にあるため、肉眼で根管を見ながら治療するのは不可能。つまり、手探りで治療をすることになる。

最近では、歯科用顕微鏡を導入する歯科医院が増えている。歯科医を選ぶ際は、歯磨き方法などの予防指導を徹底してくれることに加え、「顕微鏡を導入している」ことを条件に加えてみてはどうだろうか。

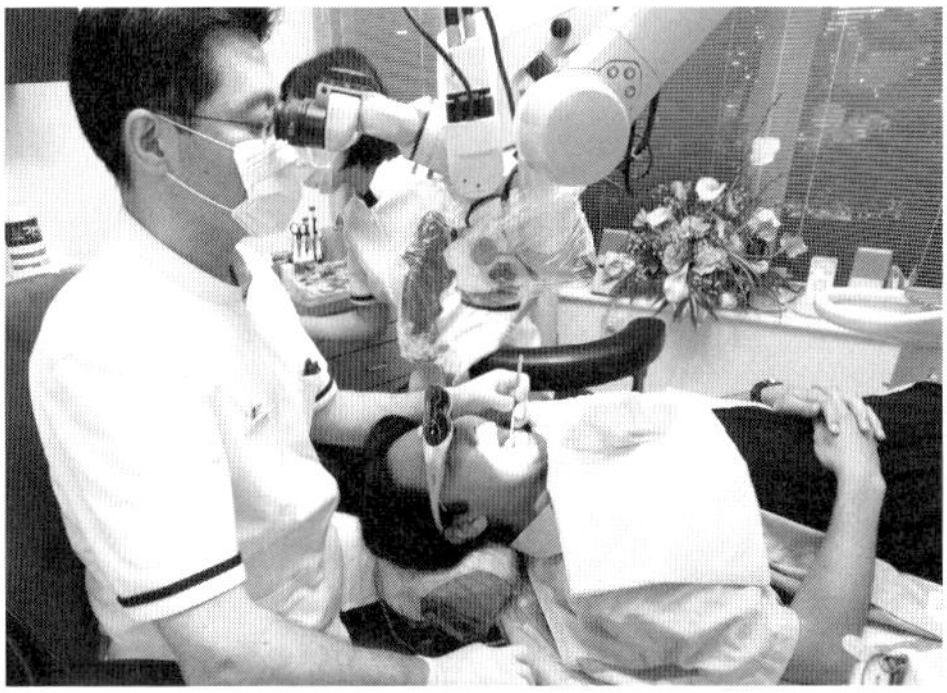

歯科用顕微鏡を使った治療

COLUMN

もはや"口の中の病気"ではない歯周病と全身の病気の密接な関係

歯周病は口の中の病気と考えがちだが、実はそれだけにとどまらない。「歯周病は糖尿病の第6の合併症」といわれるように、糖尿病患者に歯周病が多いことはよく知られている。これは、体の免疫力が低下して歯ぐきの炎症が起こりやすくなる、歯周病の炎症によって出てくるTNF・αという物質が、インスリンの血糖コントロールを妨げる、といったことが原因だ。また、反対に「歯周病が糖尿病のリスクを高める」というデータもあり、歯周病と糖尿病は切っても切れない関係にあるといっていいだろう。

最近では、歯周病が動脈硬化を促進することも分かっている。歯周病になると、口の中のさまざまな細菌によって歯周組織が炎症を起こす。すると細菌が炎症部分から体内に入り込み、血流に乗って全身に運ばれる。この細菌が動脈硬化を起こしている部分に付着すると、動脈硬化がさらに進み、狭心症や心筋梗塞といった冠動脈疾患のリスクが高まるのだ。また、心臓の弁膜という部分に問題がある場合、その部分に細菌が定着して増殖し、細菌性心内膜炎を引き起こす。

このほかにもイラストのように、肺炎、認知症、骨粗しょう症、バージャー病（手足の血管に炎症が起こる病気。悪化すると手足が壊死《えし》し、切断が必要なこともある）など、さまざまな病気と歯周病との密接な関係が指摘されている。

歯ぐきから血が出ていないからと、決して甘く見てはいけない。以前、アメリカの歯周病学会が、「歯周病が死を招く」というキャッチコピーのもとにケアキャンペーンを行って話題になったことがあったが、前述したようなさまざまな病気のリスクを考えれば、この言葉は決して大げさではないのである。歯周病は一種の生活習慣病であり、大事に至る可能性さえある重大な病気だということを意識しながら口腔ケアに取り組もう。

イラスト 歯周病と全身の病気

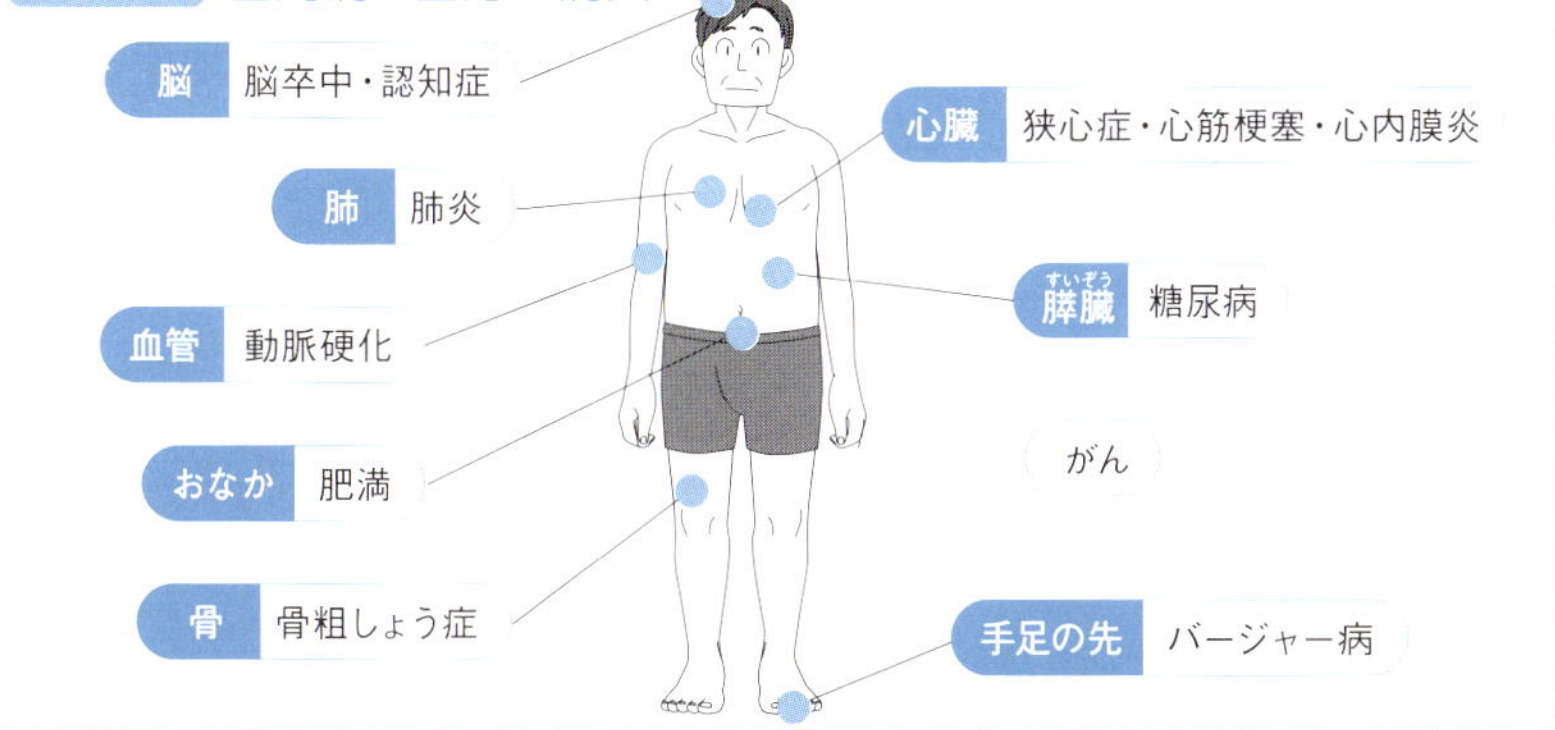

オトコに多い病気新常識 11 四十肩・五十肩

半年以上も続く四十肩・五十肩は、別の病気を疑え！

「夜、痛みで眠れない」
「半年以上も肩が回せない」

こんな中高年の嘆きをよく耳にする。

四十肩・五十肩（以下、四十肩）というのは、年をとる過程において避けては通れない関門の一つかもしれない。

そうだとしたら、四十肩による苦痛をいかに減らすかが大事ではないだろうか。そこで、四十肩の原因や対策、最新の治療法などについて専門家に話を聞いた。

新常識1 四十肩は加齢がもたらす病気 痛いときは動かさず安静に

そもそも四十肩とはどういう病気なのか。肩関節治療の世界的エキスパートの一人、船橋整形外科病院スポーツ医学センター肩関節・肘関節外科部長の菅谷啓之医師は、こう解説する。

「四十肩は肩関節に起こった炎症で、痛み、とくに夜間痛が強く、動きに制限が出る病気です。40代〜60代に起こりやすいといわれています」

菅谷医師によると、転んで手をついた、肩をぶつけたなど、これといって原因がないのに、ある日突然、痛みが襲ってくるのが四十肩だという。なぜ急に肩関節に炎症が起こるのか、その原因はよく分かっていないが、加齢によって肩関節の周囲の組織が硬くなったり、血液循環が悪くなったりすることが関係していると考えられている。利き腕であるなしに関係なく、左右どちらの肩にも起こる。

また、何もしなくても自然に治ることが多いのも四十肩の特徴だという。放ってお

四十肩・五十肩

四十肩・五十肩は肩関節に起こった炎症の俗称。四十肩・五十肩という呼び名について明確な分け方はなく、両方の言い方をする。本書ではタイトルを四十肩・五十肩とし、本文内では四十肩と表記している。

インターネットなどで調べると、四十肩の病名として「腱板炎」「肩関節炎」などが挙がっているが、菅谷医師によると、いずれも病態に基づかない、いいかげんな病名だという。

いてもいいわけだが、やはり、痛みなどで日常生活に支障が出るようなら、病院で治療したほうがよい。

さて、その治療法だが、**四十肩は時期によって「炎症期」「拘縮《こうしゅく》期」「回復期」に分かれていて、その時期に応じた治療が行われるのが一般的だ。**それぞれの時期の病態と治療法は次の通りだ。

①炎症期

激しい痛みに襲われて、肩が上がらなくなり、着替えが困難になったり、洗髪がしにくくなったりと、日常生活に支障が出ていることが多くなる。夜間痛もひどく、痛みで眠れないこともある。この間は一般的な痛み止めはほとんど効果がなく、ステロイド薬の注射で炎症と痛みを抑える治療がメインになる。痛みで眠れないときは、睡眠導入薬を服用することもある。

②拘縮期

痛みはだいぶ治まるが、まだ肩の動かしにくさは残っている。炎症期の治療を続けつつ、無理のない範囲で肩を動かしていく。

③回復期

痛みはほとんど治まり、日常動作にもほとんど不自由を感じなくなる。硬くなった筋肉をほぐすために、リハビリテーションを始める。やり方はその人の症状などによって異なる。

「肩が痛かったり、回しにくかったりすると、こりをほぐすようなつもりで、つい痛みをガマンして肩を回したり伸ばしたりしてしまう方がいらっしゃいますが、肩に強い痛みがあるときは、なるべく肩を動かさず、安静にしておいたほうがいいですね」

と菅谷医師は注意を促す。関節を冷やしたほうがいいのか、それとも温めたほうがいいのか、という点については、

「四十肩の炎症は、どこかにぶつけて腫れるというような激しい炎症ではないため、どちらのほうがいいかは一概にはいえません。気持ちよいと感じるほうにするのがよいと思います」

ステロイド薬

ステロイドは、腎臓の上にある副腎という小さな器官の、その外側にある副腎皮質から分泌されるホルモンで、糖やタンパクの代謝に関わったり、炎症を抑えたりと、人間が生きていく上で欠かせない重要なはたらきをしている。

ステロイド薬はこのステロイドを人工的に合成した薬。気管支喘息やアトピー性皮膚炎などのアレルギー疾患や、関節リウマチ、シェーグレン症候群などの自己免疫性疾患、腎臓病、がん、感染症など、さまざまな病気の治療に適用されている。注射薬は関節炎などの炎症を抑えるために用いられることが多い。

イラスト1 四十肩の予防ストレッチ

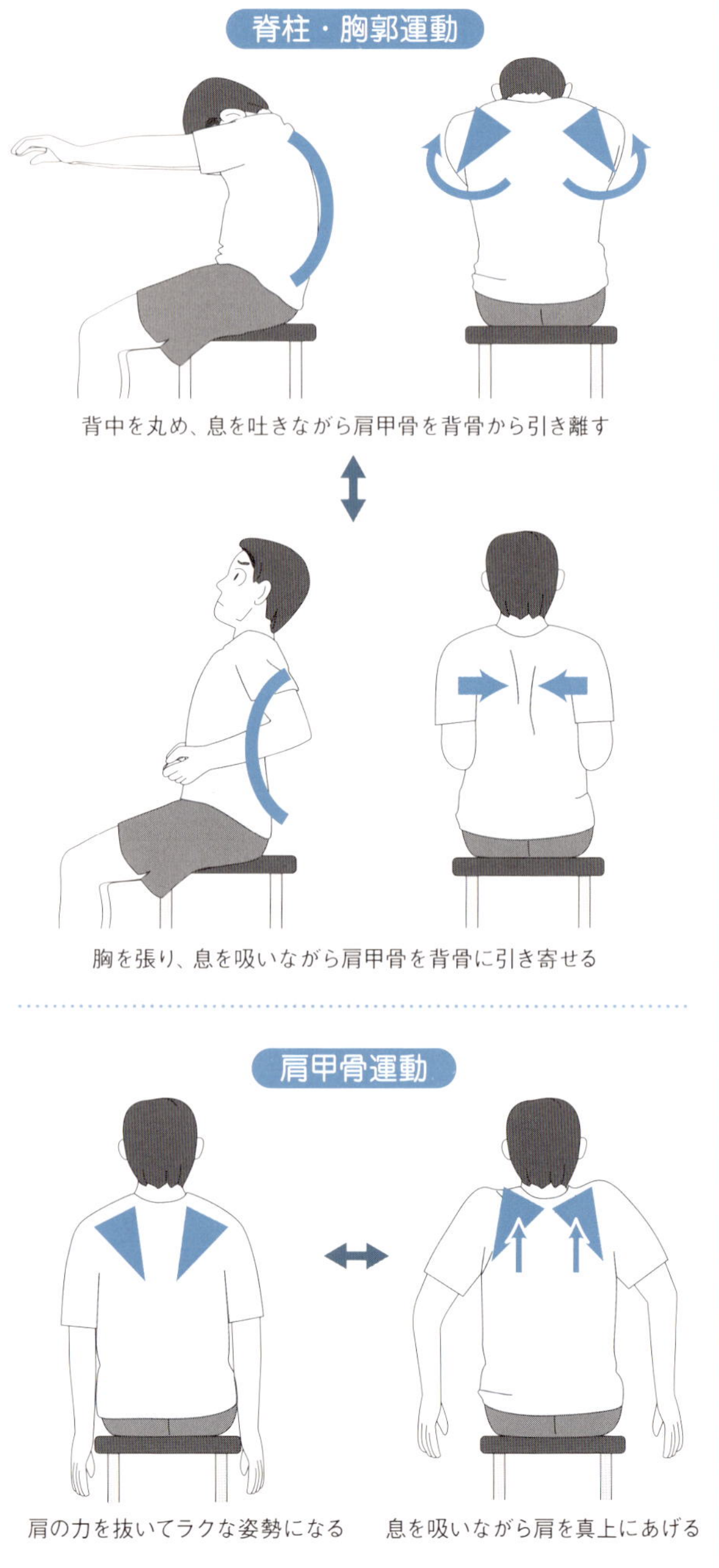
脊柱・胸郭運動
背中を丸め、息を吐きながら肩甲骨を背骨から引き離す
胸を張り、息を吸いながら肩甲骨を背骨に引き寄せる
肩甲骨運動
肩の力を抜いてラクな姿勢になる
息を吸いながら肩を真上にあげる

と話す。

新常識2 四十肩を予防するのはストレッチと姿勢

四十肩の原因は、前述したようによく分かっていないが、菅谷医師は次のような理由で生じると考えている。

「私たちはふだん、何気なく手を伸ばしてものを取っています。このものを取るという動作には肩関節や肘関節だけでなく、肩《けん》甲骨《こうこつ》や肋骨《ろっこつ》、背骨なども関わっています。ところが、加齢や運動不足などによって肩

郵 便 は が き

料金受取人払郵便

小石川支店承認

1143

差出有効期間
平成24年12月
31日まで

112-8731

東京都文京区音羽二丁目
十二番二十一号

講談社 第一編集局
「単行本係」行

愛読者カード

今後の出版企画の参考にいたしたく存じます。ご記入のうえご投函くださいますようお願いいたします（平成24年12月31日までは切手不要です）。

ご住所　　〒

お名前

電話番号

メールアドレス

このハガキには住所、氏名、年齢などの個人情報が含まれるため、個人情報保護の観点から、通常は当編集部内のみで拝読します。

ご感想を小社の広告等につかわせていただいてもよろしいでしょうか？
いずれかに○をおつけください。　〈実名で可　　匿名なら可　　不可〉

TY 2153126-0902

この本の書名を
お書きください。

ご購入いただいた書店名

(男・女)
年齢　　　歳

ご職業　1 大学生　2 短大生　3 高校生　4 中学生　5 各種学校生徒
6 教職員　7 公務員　8 会社員(事務系)　9 会社員(技術系)　10 会社役員
11 研究職　12 自由業　13 サービス業　14 商工業　15 自営業　16 農林漁業
17 主婦　18 フリーター　19 その他(　　　　)

●この本を何でお知りになりましたか？
1　書店で実物を見て　2　広告を見て(新聞・雑誌名　　　　)
3　書評・紹介記事を見て(新聞・雑誌名　　　　)　4　友人・知人から
5　その他(　　　　)

●毎日購読している新聞がありましたらお教えください。

●ほぼ毎号読んでいる雑誌をお教えください。いくつでも。

●いつもご覧になるテレビ番組をお教えください。いくつでも。

●よく利用されるインターネットサイトをお教えください。いくつでも。

●最近感動した本、面白かった本は？

★この本についてご感想、お気づきの点などをお教えください。

甲骨の周辺組織が硬くなってしまうと、手を伸ばしたときに肩関節しか動かせないので、そこに負荷がかかります。この状態が続くことで炎症が起こり、四十肩が発症すると考えられます」

この理由からすると、四十肩は肩関節だけの問題ではない、ということだ。

「四十肩を予防したいなら、ストレッチなどで肩関節だけでなく、肩甲骨や肋骨、背骨などの柔軟性も保っておくことが大事です」（菅谷医師）

四十肩を予防するストレッチはイラスト1のとおり。無理をしない程度に動かし、これを毎日、続けてほしいという。

新常識3 「たぶん四十肩でしょう」の安易な診断は問題

肩の痛みや回しにくさがあると、すぐに四十肩を思い浮かべるのもよくないそうだ。なぜなら「肩の症状＝四十肩」ではないからだ。

「肩の症状には、大きく『痛み』、関節の動きに制限が出る『拘縮』、関節が外れてしまう、ゆるい感じがするといった『不安症』の3つがあります。**40代ぐらいより上の患者さんでは、不安症より痛みや拘縮を訴えることが多く、診察や検査（後述）をすると腱板断裂が見つかることも少なくありません**」（菅谷医師）

腱板断裂とは、肩甲骨と上腕骨をつないでいる腱板という板状の腱が切れてしまう

イラスト2 肩の構造と腱板断裂

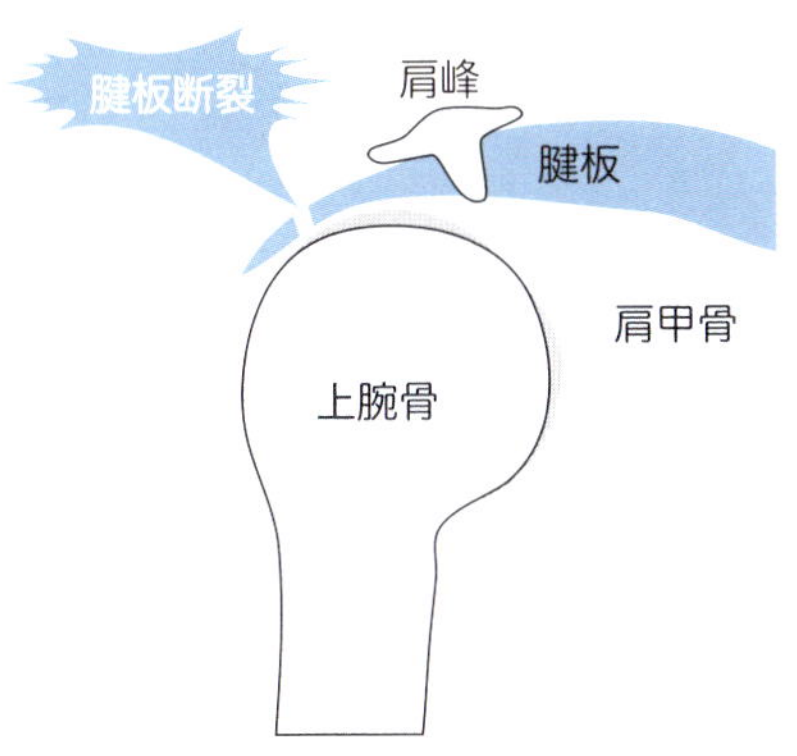

リハビリ（リハビリテーション）
残っている（断裂していない）腱板を痛みがないように上手に動かしていくための「腱板機能訓練」などが行われる。

腱板断裂の手術
肩関節の周囲を5〜6ヵ所、5㎜ほど切開し、関節専用の関節鏡を挿入して切れた腱などをつなぐ。1週間程度の入院が必要で、手術後約4週間は外転枕という装具を付ける。完治までは1年ぐらいかかる。

病気だ（イラスト2参照）。

四十肩と違うのは、転倒したり、手や肘をついたり、重たいものを持ち上げようとしたときなど何かの動作がきっかけとなって発症する点だ。ただ、加齢とともに腱板の柔軟性が低下してくるので、50歳前後からは本人が気付かないところで、腱板断裂が起こっていることもある（図参照）。

四十肩と腱板断裂とでは、病名もさることながら治療法も少し違う。

腱板断裂では、初めはステロイド薬の注射やリハビリなどの保存療法で様子を見る。それでも痛みがとれず、肩の引っかかりが残っていたり、切れた腱板の端がそっくり返っていたり、腱板の断裂が比較的大きくて日常生活に支障が出たときは、手術も選択肢に入れなければならない（図参照）。菅谷医師のところにはよく「腱板が断裂しているので、手術をお願いします」という患者が紹介されてくるという。

「診察してみると、確かに腱板が切れています。しかしこれは手術しなくてもステロイド薬の注射ですむ、リハビリをすれば治るというケースも少なくありません。将来的なことも含め、その方の状態ならどんな治療がベストなのか。常にそのことを考えて治療をします」（菅谷医師）

もう一つ、**腱板断裂以外にも、四十肩と間違って診断されやすい肩の病気がある。「石灰沈着症」だ。これは腱板の周囲に結晶化したカルシウムなどが沈着する病気で、急激に痛みが出るところが、四十肩の症状とよく似ている。**治療にはステロイド薬の注射と、沈着した石灰を除去する手術がある。

問題は、腱板断裂や石灰沈着症を四十肩と診断して治療をしている整形外科医がいることだ。

「これらの病気は、問診や徒手《としゅ》検査のほか、肩関節のX線やＭＲＩ（核磁気共鳴画像）などの画像検査で簡単に区別がつきます。四十肩と診断されて、1年以上経っても治

石灰沈着症の手術

関節鏡で患部の状況を見ながら、石灰化した関節を鉗子《かんし》やシェーバーといった器具を用いて切除する。また石灰化部分切除によって腱板組織に傷が付いた場合は、必要に応じて腱板修復術を行う。

徒手検査

器具を用いず、関節の可動域や痛みの出方などを診る検査法。肩の場合、前方や上、横、うしろなどの関節可動域測定や、疾患別の特殊検査がある（写真参照）。

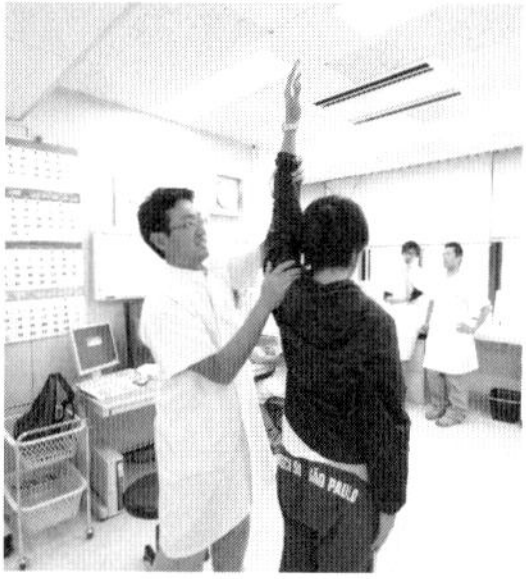

肩関節の専門医

日本肩関節学会が参考になる。専門医のリストが載っているホームページは、http://www.j-shoulder-s.com/。菅谷医師は役員の一人。

らないような場合は、別の病気の可能性が高いので、もう一度、検査を受けて、診断してもらったほうがいいでしょう」（菅谷医師）

菅谷医師は、患者の経過、診察、画像の3つを総合的に判断し、治療方針を決める。その通りにやっていくと95%は自分の予想通りに治るという。それは肩の構造に詳しい医師だからだ。

実は、整形外科医は巷《ちまた》に数多くいるが、肩関節の専門医は少なく、「肩もついでに診ている」医師も少なからず存在する。そういう医師に限って、ていねいな問診や徒手検査をせず、患者の訴えとX線検査だけで四十肩と診断してしまうようだ。

肩の病気は生命に関わるものではない。しかし痛みや可動域に制限がある状態が続くのは苦痛であり、日常生活にも支障をきたす。また間違った診断や治療で、病気が長引くのも避けたい。やはり肩関節の専門医のもとで診てもらうことが大切だ。

図　四十肩と腱板断裂のフローチャート

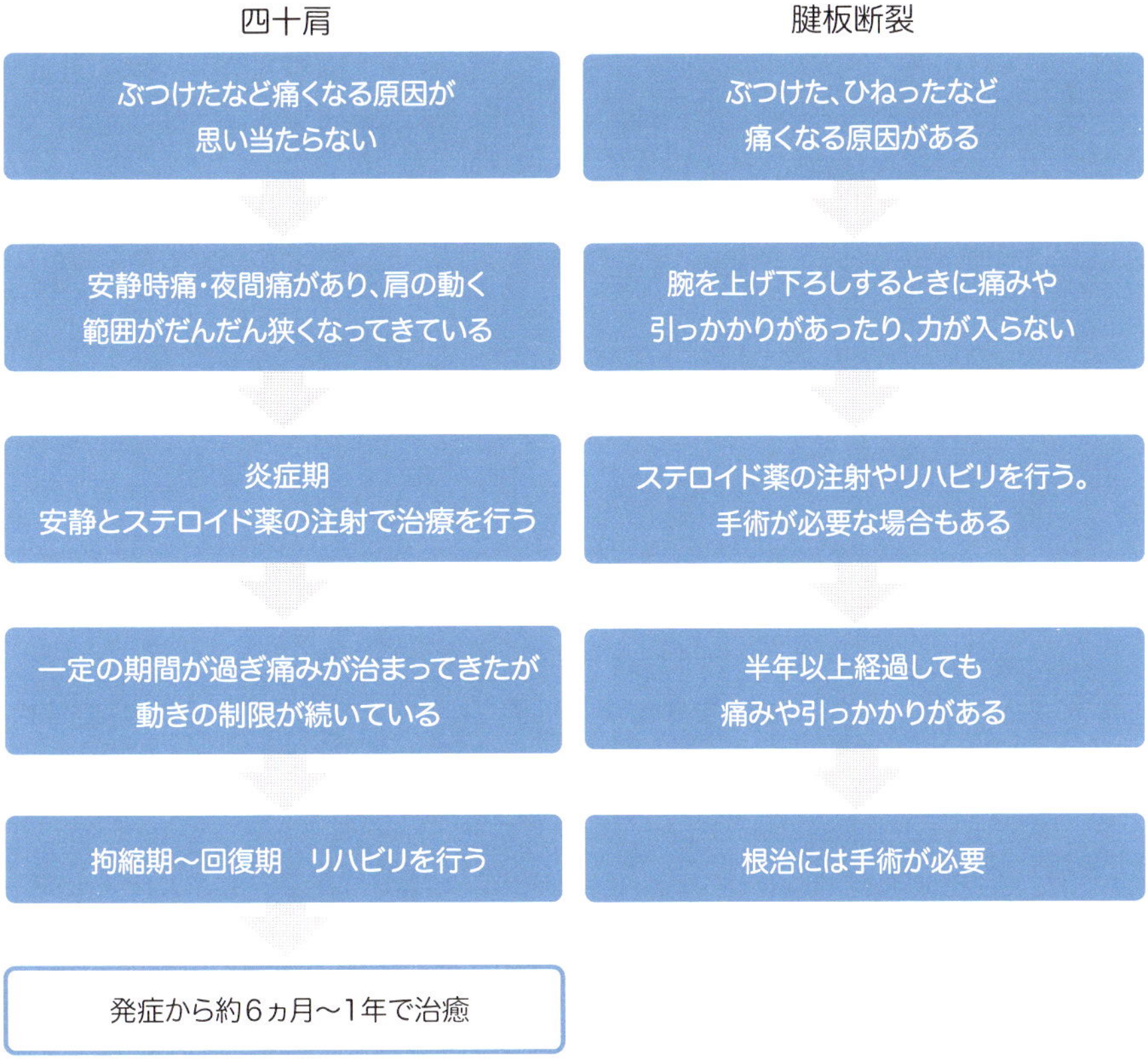
四十肩
ぶつけたなど痛くなる原因が思い当たらない
安静時痛・夜間痛があり、肩の動く範囲がだんだん狭くなってきている
炎症期
安静とステロイド薬の注射で治療を行う
一定の期間が過ぎ痛みが治まってきたが動きの制限が続いている
拘縮期〜回復期　リハビリを行う
発症から約6ヵ月〜1年で治癒
腱板断裂
ぶつけた、ひねったなど痛くなる原因がある
腕を上げ下ろしするときに痛みや引っかかりがあったり、力が入らない
ステロイド薬の注射やリハビリを行う。手術が必要な場合もある
半年以上経過しても痛みや引っかかりがある
根治には手術が必要

ゴルフによる肩の障害に要注意 準備運動はしっかりと

ゴルフやテニスなど、とくに肩を使うスポーツをしている人が気をつけたいのが、「スポーツ障害」による肩痛だ。これまで数多くのスポーツ選手の治療にあたっている菅谷医師（本文に登場）は、こう説明する。

「スポーツ障害による肩の痛みは、ボールを打ったときや、クラブやラケットを振ったときに起こります。なかでもゴルフが原因の肩痛は40代、50代に多く、無理なフォームで打つことが原因です」

スポーツ障害の治療は、肩甲骨や肩関節の動きをよくしたり、肩にかかる負担を軽くしたりするためのリハビリテーションが中心になる。

しかし、スポーツ障害が起こる大きな原因はフォームの乱れなので、いくら治療をしても、ゴルフやテニスなどを再開すれば、フォームを正さない限り再発する。

趣味のスポーツを長く続けていきたいのであれば、まずはできればコーチの指導を受けて自身のフォームを見直す必要がある。

さらに、日頃からストレッチなどで肩甲骨や肩関節の柔軟性をよくしておくことが大切だ。もちろん、プレー前の準備体操（ウォーミングアップ）は念入りに行い、関節を補強するテーピングやサポーターなどの種類や使い方について医師や専門のトレーナーから聞いておき、それらをうまく活用するとよいだろう。

また、プレーが終わったら念入りに整理体操（クールダウン）をするように。左ページのイラストは菅谷医師がお勧めするゴルフ前の準備運動のやり方だ。これと88ページの予防ストレッチを一緒にするとよい。

もう一つ、スポーツ時に起こりやすいのは脱臼だ。肩関節の内側にある靭《じん》帯《たい》が、関節窩《かんせつか》という受け皿からはがれたり伸びたりして、靭帯として正常に機能しなくなった状態をいう。完全に関節が外れる脱臼と、途中まで関節が外れる亜脱臼がある。症状は肩の強い痛みで、ほとんど動かすことができないという。

脱臼のうち、転倒やスポーツ中の事故がきっかけで起こる「外傷性肩関節脱臼」は、習慣化することが多い。そうなると無理な姿勢で手を伸ばしてものを取ったり、寝返りを打ったりするなど、簡単な動作でも外れてしまうこともある。

治療法は、肩関節のまわりの筋肉を強化するリハビリやトレーニングなどがあるが、それで多少の安定感は得られても、脱臼が完全に予防できるわけではないそうだ。

「脱臼が習慣化されている患者さんから、『どうしたらはずれないか』と聞かれますが、残念ながら決定的な予防法がなく、日頃から無理な体勢をとらないなどして防ぐしかありません。唯一の根治的な治療は、内視鏡手術などによる損傷した部分の修復です」（菅谷医師）

イラスト 股関節ストレッチ

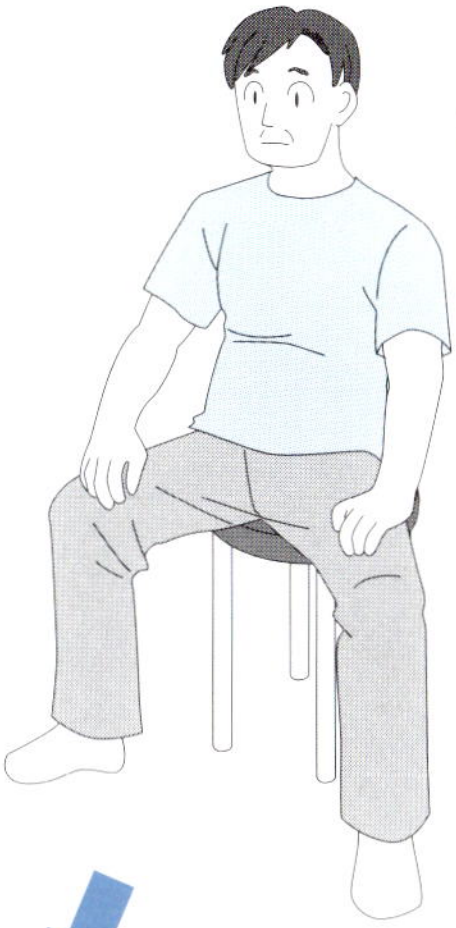

イスや台などの安定した物に腰かける
両足を肩幅よりも広く開き
上半身を真っ直ぐに保つ

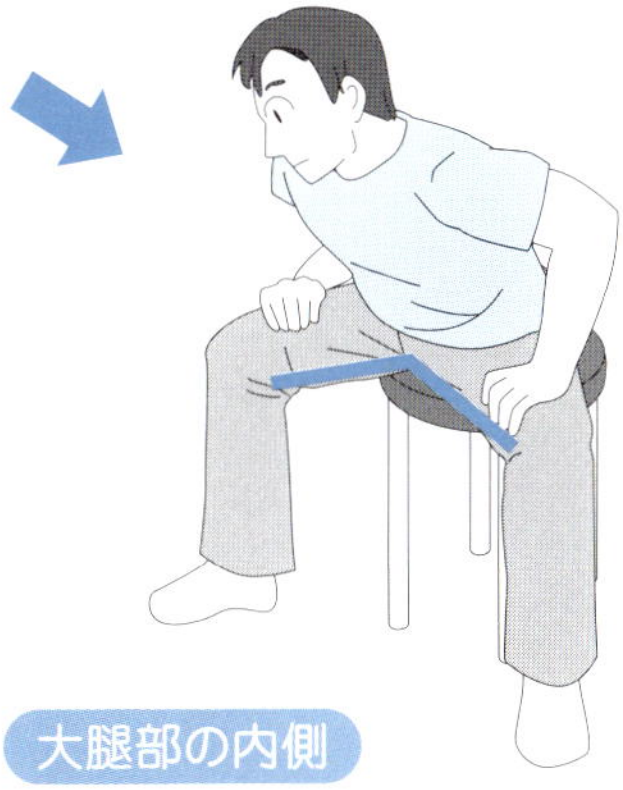

大腿部の内側

そのまま上半身をゆっくりと前に倒す
太ももの内側が伸びた状態を保つ
＊背中が丸まらないように注意する

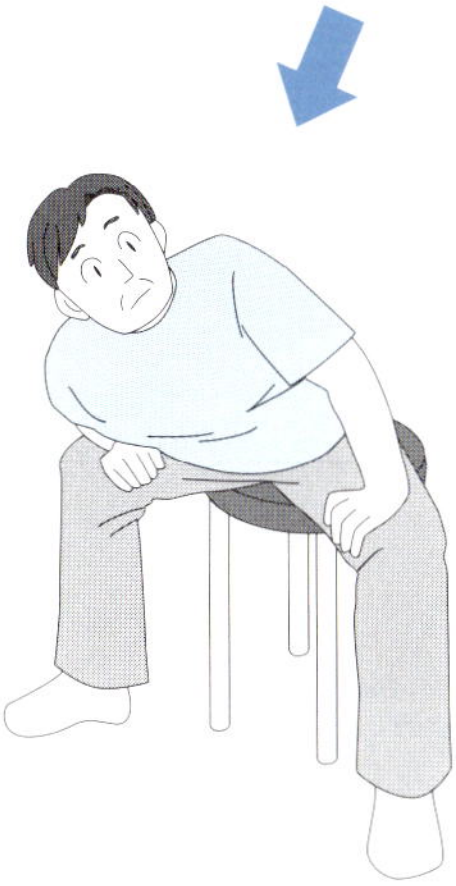

捻転

体を捻りながらゆっくりと前に倒していく

注意事項

①痛みの出ない範囲で行う
②伸ばすときには反動をつけずにゆっくりと
③伸ばすときには息を止めずに、自然に呼吸を行う
④伸ばしている部分を意識する

椎間板ヘルニアのほとんどが安静と痛み止めで治る！

腰痛をもたらす原因疾患の一つ、腰椎《ようつい》椎間板ヘルニア（以下、ヘルニア）は、20代～40代に多く、男女比は2～3対1と男性の割合が高い。

ヘルニアはわりと身近な病気であり、巷《ちまた》には数多くの治療法が存在する。ところが、欧米の研究では「牽引《けんいん》は効果なし」という報告があるように、有効性となると疑問符が付くものも少なくない。

そこで弘前記念病院副院長の三戸《さんのへ》明夫医師（整形外科）、岩井整形外科内科病院院長の稲波弘彦医師に正しいヘルニア治療とはどういうものなのかを聞いた。

新常識1 手術が必要なヘルニアは全体の10分の1

腰痛は重たい荷物を持ち上げたり、長時間同じ姿勢でデスクワークを続けたりするなど、腰に負担がかかる動作をすることで生じる。40代以降の男性の腰痛では、ヘルニアを発症していることが少なくない。

脊椎（背骨）は焼き鳥の「ネギマ」の鳥肉とネギのように、椎体と椎間板が交互に積み重なった構造をしている。ネギにあたる椎間板は弾力性のある組織で、脊椎にかかる圧力や衝撃を吸収する。この、椎間板はジェル状の髄核《ずいかく》と、それを覆う硬い線維輪からできている。髄核が何らかの理由で線維輪を破ってニュッと飛び出したのが、ヘルニアだ（イラスト1参照）。

飛び出した髄核が腰椎の中を通る神経を圧迫するため、腰や足に痛みやしびれ、足に力が入らないなどの症状が生じる。痛みは腰と左右どちらかの足に出ることが多

牽引

専用のベルトを骨盤にかけて引っ張るという治療法。伸ばすことによって腰の周囲の筋肉の緊張をとることができ、椎間板にかかる圧力を減らすため、ヘルニアの悪化を予防することができるとされていた。

ヘルニアの検査

触診（しびれなどがないか）や問診、画像検査などが実施される。画像検査ではX線では分かりにくいため、ＭＲＩ（核磁気共鳴画像）も合わせて行う。これらの検査で手術をしたほうがいいとなった場合、さらに造影剤（X線などにはっきり写すための薬）を使って脊髄や馬尾神経、神経根を写す脊髄造影や、ＣＴ（コンピュータ断層撮影）などを行う。

く、ヘルニアが馬尾《ばび》と呼ばれる腰の神経を圧迫すると、排尿障害（尿が出にくいなど）や排便障害（いきめないなど）が生じることもある。

検査でヘルニアが確認されたら、ヘルニアの状態や症状などをもとに治療方針が決められる。

ヘルニアの治療は保存療法と手術に大きく分かれるが、「髄核は自然に小さくなることが確認されている」（三戸医師）ため、必ず手術で治さなければならないということはない。むしろ、ほとんどのケースは手術を必要としないようだ。実際、弘前記念病院整形外科でヘルニアと診断される患者は年間１５００人を超えることもあるが、このうち手術を必要とするのは、10分の1程度で、大半の患者には保存療法を行っているそうだ。

「痛みが強い急性期は、安静と鎮痛薬の服用が基本です。安静にしているときは、『ひざの下に枕を入れ、仰向けでいるように』とお願いしています。それでも強い痛みが残るような場合は、コルセットで腰を固定する装具療法や、痛みのもととなっている神経の近くに鎮痛薬などを注射する『硬膜外ブロック』『神経根ブロック』などを行うこともあります」（三戸医師）

その後、痛みと炎症が強い急性期を過ぎたら、温めて血液循環をよくする温熱療法などが追加される。

最近では、保存療法と手術の中間的な治

イラスト1 腰椎椎間板ヘルニア

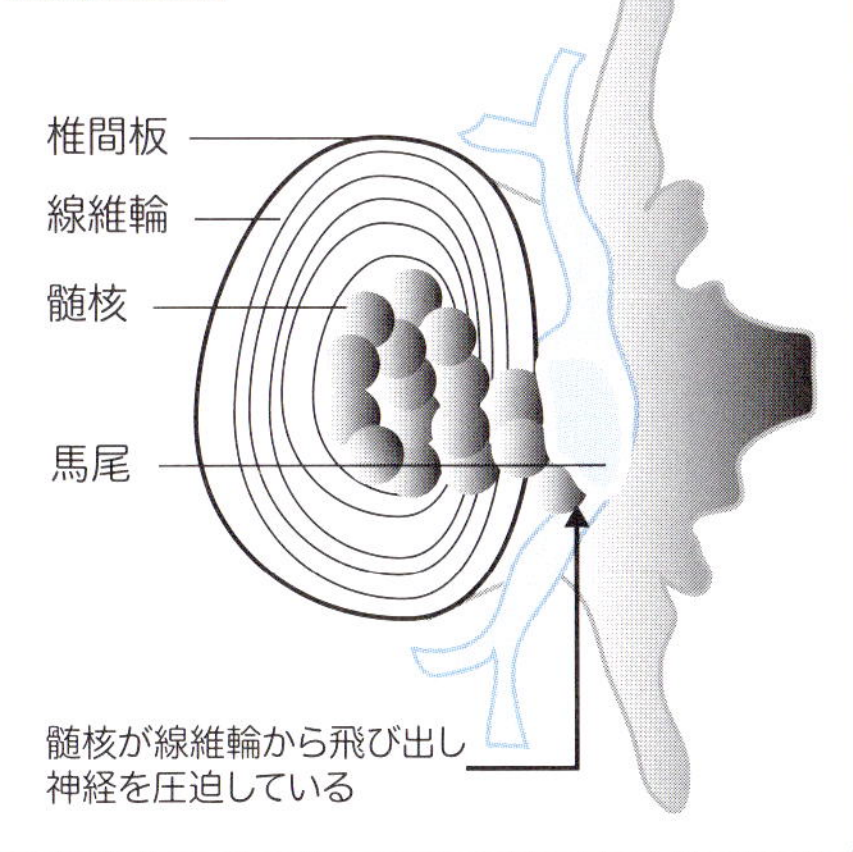

装具療法
コルセット（補正用の下着という意味もあるが、腰痛では医療用の補正用具としても使われている）を日常的に装着する治療法。これにより弱くなった腹筋を補強できたり、正しい姿勢を保持できたりする。

硬膜外ブロック
脊髄を覆う硬膜の外側（硬膜外腔）に、局所麻酔薬などを注射して痛みをとる治療法。

神経根ブロック
脊髄から枝分かれする神経の根元にあたる神経根に、局所麻酔薬とステロイド薬を混ぜた溶液を注射することで、痛みをとる治療法。

療法として、「経皮的レーザー椎間板減圧術（PLDD）」と「経皮的椎間板摘出術（PD）」が注目されている。このうち痛みが少なく早期退院ができるということから、レーザー治療を望む患者も少なくないようだ。

「レーザー治療の適応は、10代～20代の、症状が比較的軽くて、ヘルニアに柔軟性のある（椎間板内圧の高い）一部の患者さんだけで、効果は6～7割」（三戸医師）

というが、現実は50代～60代の患者にもレーザー治療を勧める整形外科医もいる。ヘルニアの一般的な治療方針を示す「腰椎椎間板ヘルニア診療ガイドライン」には、**経皮的レーザー椎間板減圧術は、「隣接組織への副作用、合併症が多く、また健康保険適用外である点から、経皮的椎間板摘出術より優れた術式とはいえない」**と記されている。つまり、安易にレーザー治療を受けるのは効果がないどころか、危険ですらあるわけだ。

新常識2 強い痛みが続く、尿が出にくい そういうケースは手術が適応に

手術は、保存療法を続けていても強い痛みが続いて日常生活に支障が出ている場合、あるいはヘルニアが大きく脱出して、急激な足の痛みや排尿障害、排便障害が出てきた場合などに検討される。

今のところ、背中を5cmほど切開して、腰椎の一部を削って脊髄神経を圧迫している脱出した髄核を切除、摘出する「ラブ法」が主流だが、最近は従来の手術と比べて侵襲が少ない（体への負担が軽い）治療が試みられている。

なかでも「MED（微小内視鏡下椎間板切除術）」は、最先端のヘルニア治療として期待されている。MEDを採用している稲波医師によると、この治療は背中の皮膚を2cmほど切開し広げながら、長さ5cmほどのステンレス製の筒を挿入。筒の中に内視鏡と鉗子《かんし》などの機器を入れ、モニタに映

PLDD
椎間板にレーザー照射用のファイバー（細い管）を入れ、髄核の中心部の一部をレーザーで焼く治療法。

PD
背骨のななめ後ろ側から太めの針を刺し込み、その針の中に鉗子を入れて、椎間板の一部を切除する治療法。これによって椎間板の内圧が下がって（減圧）、ヘルニアの出っ張っていた部分が引っ込むため、神経への圧迫がなくなり、痛みが和らぐ。一般的な手術と違い、局所麻酔でできるため、患者の負担も軽い。

った内視鏡の映像をもとに、飛び出したヘルニアを少しずつ切除する。

もう一つ、稲波医師が実施している新しいヘルニアの手術が、「経皮的内視鏡下椎間板摘出術（PELD）」だ。これは、MEDで使うものより小さな直径7㎜の内視鏡を使用するほか、細かい点で治療法が異なるという。

「いずれにしても、MEDやPELDは、大きく切開して、肉眼でヘルニアを見ながら摘出する従来の方法より傷が小さく、周辺の筋肉も傷めないため、出血や痛みが少ないという利点があります。また内視鏡で患部を拡大して見ているため、取り残しのないようしっかりと摘出することができます」（稲波医師）

実は、ヘルニアの治療で問題になるのが、再発だ。せっかく痛い思いをして摘出しても、再発してしまえばもとも子もない。

しかも、一般的にMEDは従来の手術に比べて再発率がやや高いといわれている。

その理由について、稲波医師は、①痛みが少ないため、完治する前から動きすぎてしまう、②取り残しがある、の2つを指摘する。

「①に関しては、患者さんに『ヘルニアは取ったけれど、髄核は残っています。傷が完全に治っていないうちに過度に動けば、また髄核が出てしまうので、しばらくは中腰で重い荷物を持つなど、腰に力を入れたり変な方向に動かしたりしないで欲しい』と説明しています」（稲波医師）

②については、内視鏡では患部が拡大されて見える反面、見ている範囲（術野）が限られるため、全体像がつかみにくい。稲波医師はそれを防ぐため、手術中にX線透視下で確認作業をしている。

MEDやPELDは画期的な治療法だが、不慣れな医師がやると、ヘルニアの取り残しや神経を包んでいる硬膜の損傷、神経損傷などを起こす場合もある。治療をする際は症例も多く、確かな技術を持った医

MEDやPELDの利点

椎間板ヘルニアの症状が出る理由は2つあるといわれている。一つは飛び出たヘルニアが神経を刺激することで起こる症状で、もう一つは、炎症物質による症状だ。体への負担が少ないと炎症物質が発生しにくいため、術後の経過がよいことが、研究で分かっている。

X線透視

X線で患部を撮影し、画像に映し出すこと。例えば、X線透視をし、画像を確かめながら行う外科手術のことを、透視下手術という。

技術を持った医師

内視鏡を使った治療を行う医師を選ぶときに参考となるのが、日本整形外科学会だ。ホームページは、http://www.joa.or.jp/ ここに脊椎内視鏡下手術・技術認定医が載っている。

師を選ぶことが重要だ。

新常識3 自分で治せる慢性腰痛!?「マッケンジーエクササイズ」

ところで今、話題になっている新しい腰痛治療があることをご存じだろうか。

腰を痛めたら、背中を丸めて安静にして痛みが治まるのを待つ――。これがこれまでの常識だったが、新しい腰痛治療はこれとは逆に、**〝腰を反らす〟などのエクササイズによってヘルニアなどの慢性腰痛を解消する。** 腰の痛みを訴える患者に対し、湿布薬や鎮痛薬ではなく、個人の症状に合わせた最適なエクササイズ「マッケンジー法」を処方するのは、お茶の水整形外科・機能リハビリテーションクリニック院長の銅冶《どうや》英雄医師だ。

「この方法で治るのは、椎間板の歪《ゆが》みによる髄核のずれが原因の腰痛で、椎間板を矯正して髄核の位置を戻していきます」

現代人の場合、髄核は後ろにずれることがとても多い。このため、前述した〝腰を反らす〟エクササイズが、多くの人に有効なのだという。ただ、体格やいつもしている姿勢によっては、横や前にずれることもあり、その場合は前に曲げるエクササイズがよいこともある。

銅冶医師は痛みの強さや場所、範囲の変化などを分析して、個々の患者の症状に合わせて最適なエクササイズを指導する。動きは非常にシンプルなため、自分の症状に適したやり方さえ分かれば、その後は定期的に受診する必要はあるものの、基本的には自宅で腰痛を治すことができる。

本来はマッケンジー法の指導者から直接指導を受けるのが望ましいが、ここでは、銅冶医師に監修してもらったエクササイズ法を紹介する（イラスト2参照）。この方法で腰痛がよくなるのは、図に挙げたAの3項目を満たすケースだ。あてはまらない人が行うと、効果がないどころか、かえって症状を悪化させてしまうおそれもあるの

マッケンジー法

マッケンジー法とは、1950年代にニュージーランドのロビン・マッケンジーという理学療法士が考案した究極の腰痛解消法。

独自の診断法に基づく正しい姿勢の実践とエクササイズにより腰痛などの痛みを改善する。

髄核が後ろにずれることが多い理由

本来は腰を少し反り返した姿勢（腰椎前彎《ぜんわん》を保った状態）が正しいが、現代人はパソコンなどを利用することが多く、猫背になりがちだ。そのために髄核が後ろにずれて腰痛が起こりやすい。

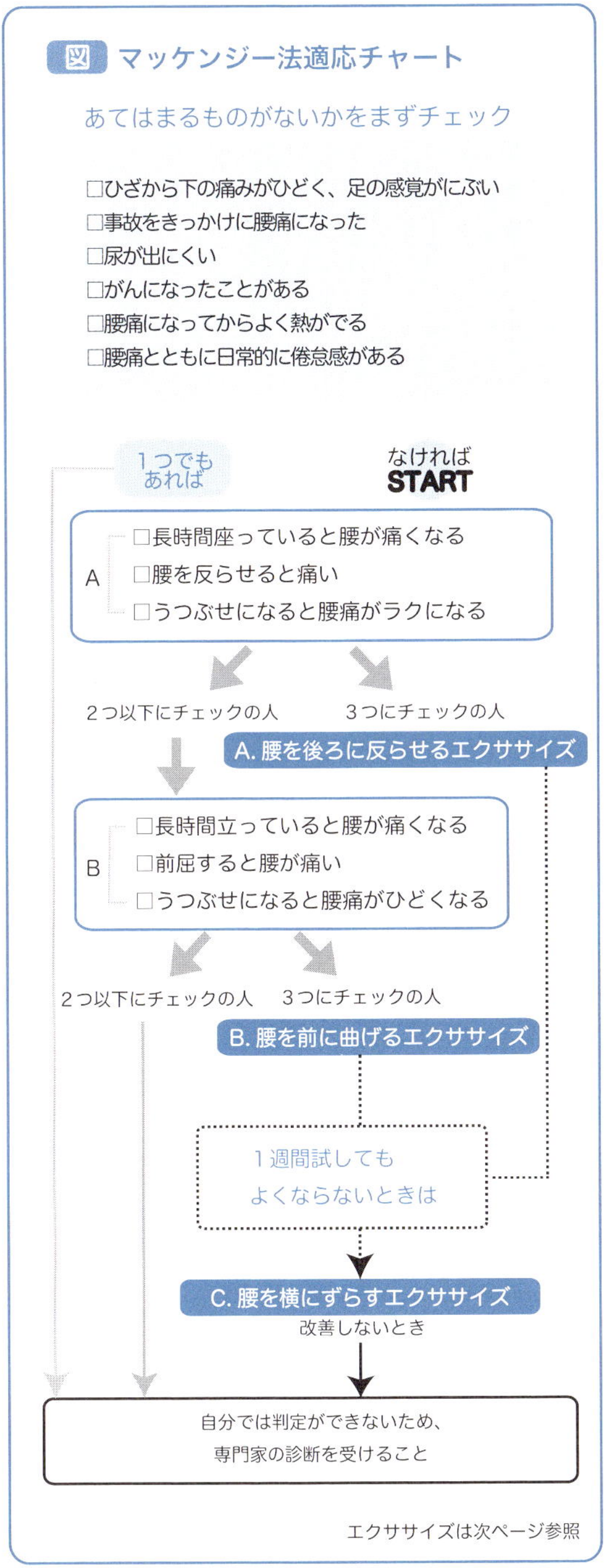

あてはまるものがないかをまずチェック
□ひざから下の痛みがひどく、足の感覚がにぶい
□事故をきっかけに腰痛になった
□尿が出にくい
□がんになったことがある
□腰痛になってからよく熱がでる
□腰痛とともに日常的に倦怠感がある
1つでもあれば
なければ START
A
□長時間座っていると腰が痛くなる
□腰を反らせると痛い
□うつぶせになると腰痛がラクになる
2つ以下にチェックの人
3つにチェックの人
A. 腰を後ろに反らせるエクササイズ
B
□長時間立っていると腰が痛くなる
□前屈すると腰が痛い
□うつぶせになると腰痛がひどくなる
2つ以下にチェックの人
3つにチェックの人
B. 腰を前に曲げるエクササイズ
1週間試しても
よくならないときは
C. 腰を横にずらすエクササイズ
改善しないとき
自分では判定ができないため、
専門家の診断を受けること
エクササイズは次ページ参照

図 マッケンジー法適応チャート

で、気を付けよう。

「マッケンジー法を始めると、まず痛みを感じる場所が変わって、それから痛みが弱くなり、最終的に痛みがなくなります。最初にエクササイズをした後、〝やる前より腰を反らすことができた〟〝立ってみたら腰がよく動くようになった〟という感触があれば、この方法は合っていると思われますので、続けて大丈夫です」（銅冶医師）

鎮痛薬や電気療法（低周波を患部に流すことで血行をよくする治療）、神経ブロックなど、一般的な腰痛の治療は、どれも痛みを取るための対症療法だ。マッケンジー法は痛みの原因に直接はたらきかけるため、腰痛自体が改善する。また再発予防にもなる。

マッケンジー法の指導者
国内にも国際マッケンジー協会の認定資格を持った専門家がいる。「国際マッケンジー協会 日本支部」のホームページ（http://www.mdt-japan.org/）から検索が可能。

神経ブロック
痛みの原因となる神経に局所麻酔薬などを注射することで痛みをとる治療。

イラスト2

マッケンジーエクササイズ

マッケンジーエクササイズにはイラストのように3つの方法がある。

まずは99ページのフローチャートで自分のタイプを見つけ、それに合った体操をする。

各エクササイズとも1セット10回、1日6～8セットを2～3時間以上の間隔をあけて行う。

注意点 このエクササイズを始める前には必ず本文の新常識3の部分を読み、自分に合ったタイプ（A か B）のエクササイズを行うこと。1 週間続けて効果がなければ、C のエクササイズを行う。やり方を間違えたり、違うタイプの体操をしたりすると、痛みが悪化するので注意しよう。

A 腰を後ろに反らせるエクササイズ

①うつぶせになり、顔を左右どちらかに向ける。全身の力を抜き、深呼吸。この姿勢を2～3分保つ

②その後、両手を横に添え、上半身だけ起こす。2～3分この姿勢を保ったら、ゆっくりと最初の姿勢に戻す

1

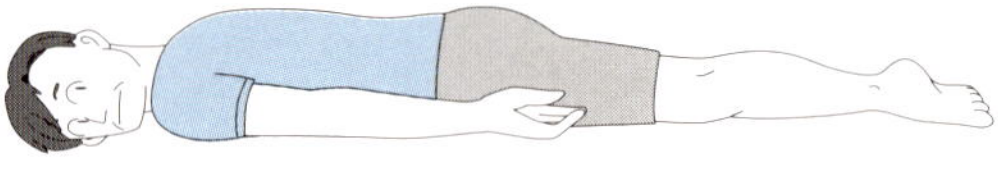

2

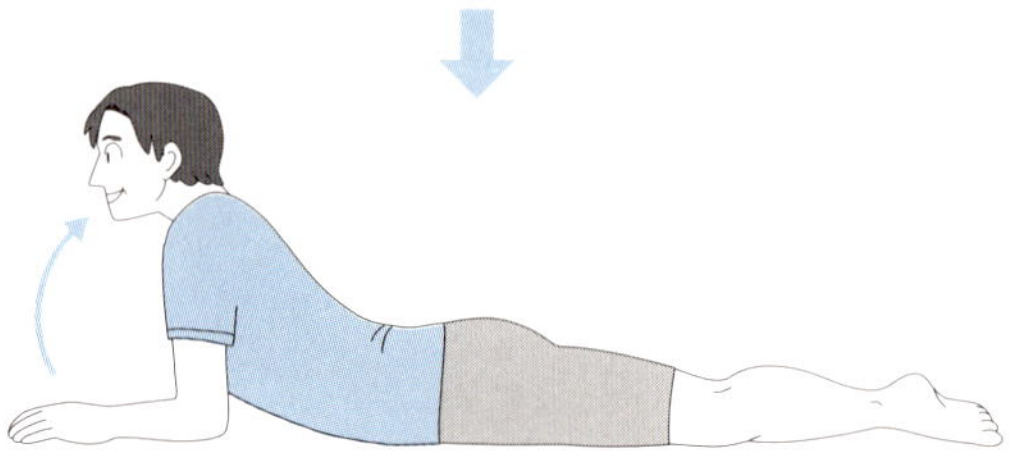

C 腰を横にずらすエクササイズ

①うつぶせになりリラックス。両手は顔の横に

②痛みを強く感じる側とは「反対側」にゆっくりと腰をずらす

③腕を伸ばして、上半身だけ起こす。痛みに耐えられるところまで起こしたら、2秒キープ。そのあとゆっくりと最初の姿勢に戻す

B 腰を前に曲げるエクササイズ

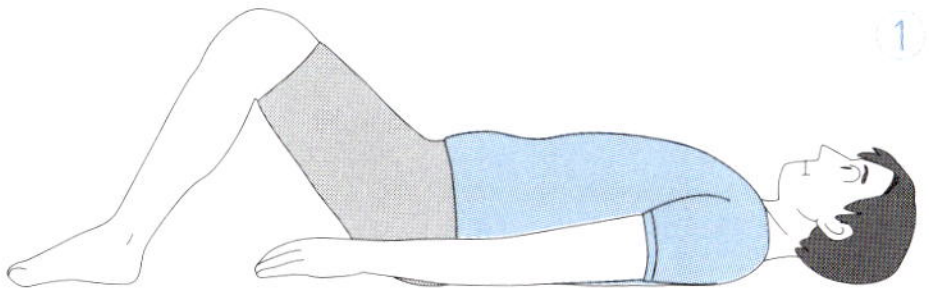

①あお向けになって、ひざを曲げる

②両ひざを抱え、胸のほうにゆっくりと引き寄せる

③痛みに耐えられるところまで曲げたら、2秒キープ。そのあとゆっくりと最初の姿勢に戻す

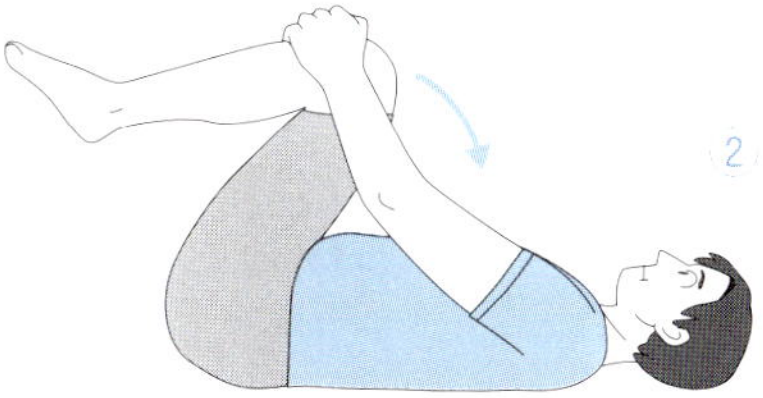

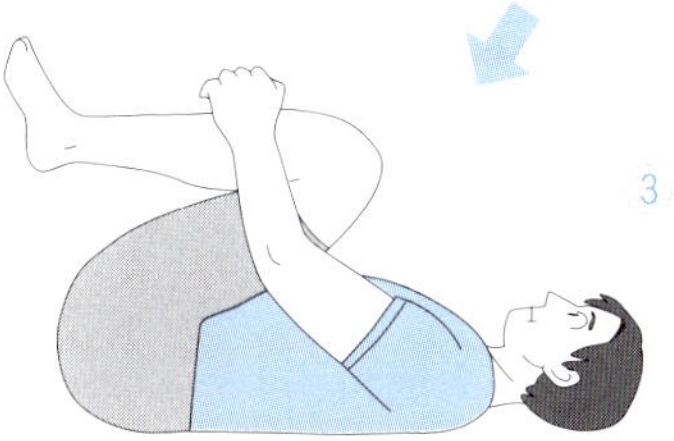

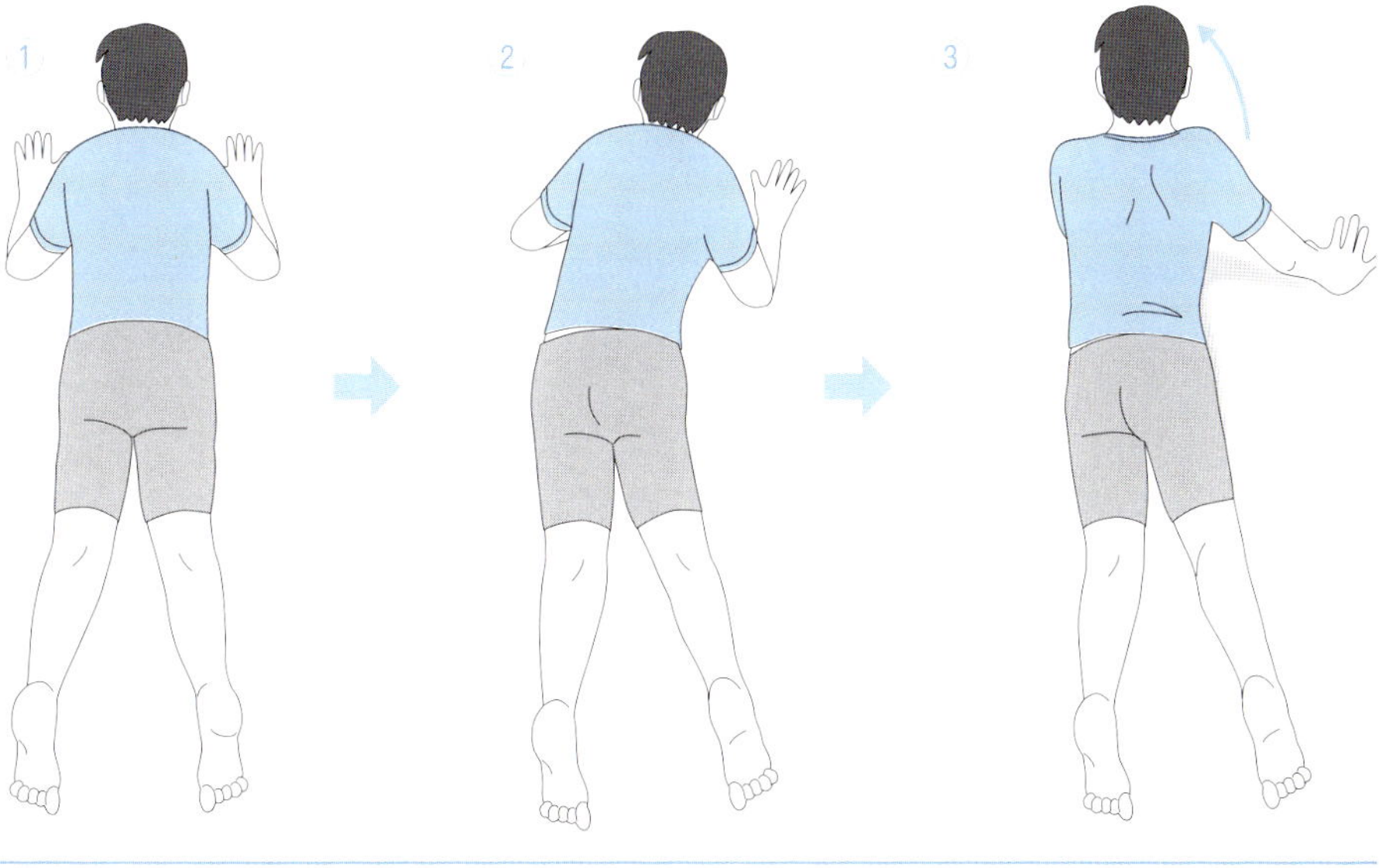

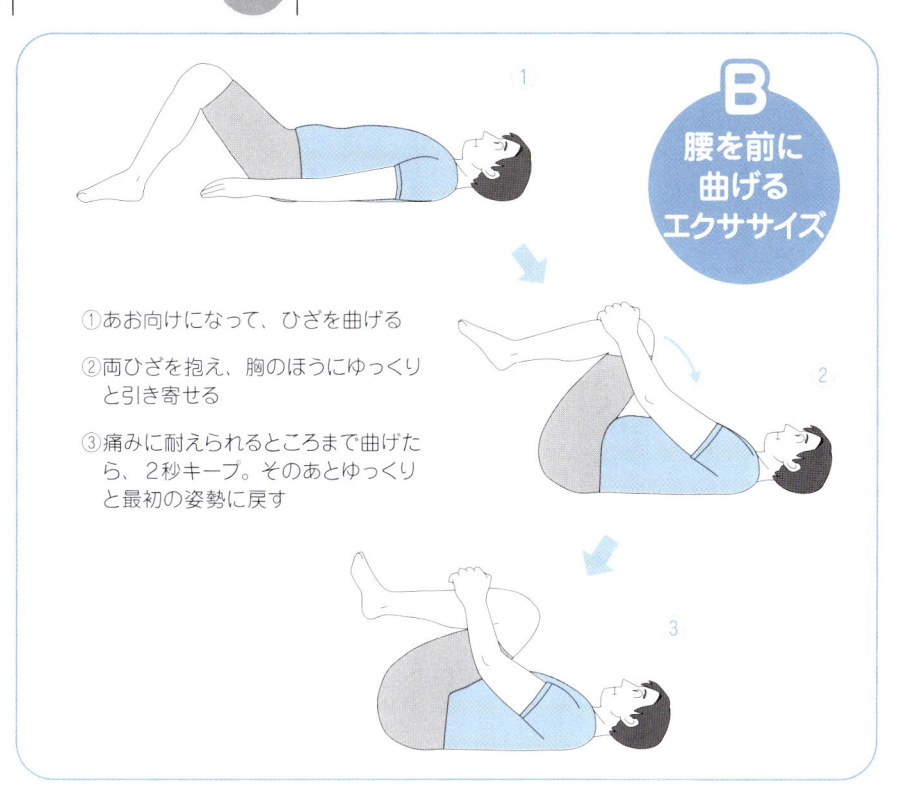

オトコに多い病気新常識 13 過敏性腸症候群（ＩＢＳ）

過敏性腸症候群とはうまく付き合うのがポイント

通勤電車では必ず一度はトイレのために降りなければならない、会議や大事な用事の前になると決まって、おなかの調子が悪くなってトイレに駆け込む、人には言えないが、便意がガマンできず失態をおかしてしまったことがある――。

こんな経験がある人だったら、一度は、過敏性腸症候群（Irritable Bowel Syndrome、以下ＩＢＳ）という病気かも、と思ったことがあるのではないだろうか。

新常識1 定義が暫定的であいまい「病気でない、病気」だった

ＩＢＳとは、がんや潰瘍《かいよう》、炎症といった**器質的な病気**（組織や細胞などに何らかの**異常がある状態**）がないにもかかわらず、**便通異常**（下痢、便秘）や**腹部の不快感**（腹痛、膨満感、ガス、残便感など）が慢性的**に繰り返される病気だ**（イラスト参照）。大腸のはたらきに何らかの問題があって生じる機能性消化管疾患の一つとされている。下痢が主の「下痢型」、便秘が主の「便秘型」、両方が混在した混合型があり、男性は「下痢型」が多いとされる。

しかし、ＩＢＳとはどんな病気なのか、実態はほとんど分かっていない。「**６ヵ月前から症状があって、３ヵ月前から症状が持続している。その症状とは便通異常と下腹部の不快感、痛みで、排便すると症状が取れる**」という定義はあるものの、これも研究者の間で統一性を持たせるために暫定的に作ったもので、これらの数字にはあまり根拠がないという。

では、なぜこんなあいまいなものが病気

機能性消化管疾患
過敏性腸症候群のほかに、機能性胃腸症、非びらん性胃食道逆流症がある（コラム参照）。

男性とＩＢＳ
20～79歳の男性を対象に2009年に製薬メーカーが行った全国調査（インターネット調査）によると、下痢型や下痢を主訴とする混合型のＩＢＳ患者（下痢系ＩＢＳ）は、約9％で、年齢が若い人に多い傾向があることが分かった。その一方で、病気に対する意識は低く、「自分は病気だと思う」と回答した下痢系ＩＢＳ患者は36・5％だった。

として成立してしまうのか――。ＩＢＳに詳しい島根大学医学部附属病院消化器・肝臓・健診予防内科教授の木下芳一医師は、「この病気が誕生したいきさつが、あいまいだからなんです」と話す。

イラスト IBSに伴う症状

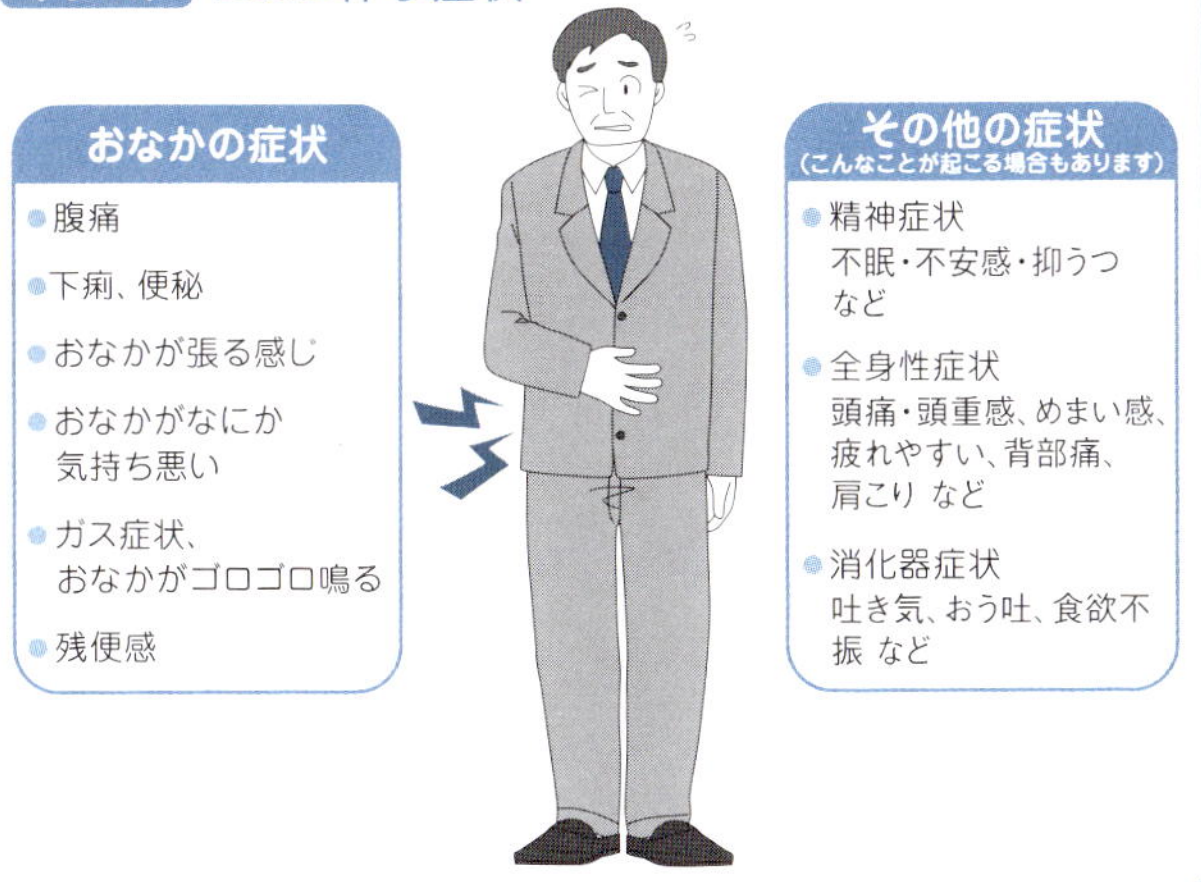
おなかの症状
腹痛
下痢、便秘
おなかが張る感じ
おなかがなにか気持ち悪い
ガス症状、おなかがゴロゴロ鳴る
残便感
その他の症状
（こんなことが起こる場合もあります）
精神症状
不眠・不安感・抑うつ など
全身性症状
頭痛・頭重感、めまい感、疲れやすい、背部痛、肩こり など
消化器症状
吐き気、おう吐、食欲不振 など

「私たち消化器科医は、これまでずっとがんや炎症性腸疾患、潰瘍など器質的な病気を一生懸命に診ていました。しかし、これらを治しても症状が改善されない患者さんや、そもそも検査をしても器質的な病気が見つからない患者さんがいたんですね。そこで、こういう患者さんを何とかしたいと、ＩＢＳという病名を付けて診ることにしたのです」

つまり、ＩＢＳは形のある病気を取り除いた、腸管疾患のいわゆる「病気でない、病気」のようなもの。検査しても「とくに異常が見つかりません……」と、放置されてきた病気だったのだ。

新常識 2 ＩＢＳと安易に診断し、重病を見落とす医師もいた

「病気でない、病気」だろうが、患者にとっては深刻な症状であるのは間違いない。ただ、ＩＢＳがあいまいだからこそ、受診する側も、それを踏まえて受診する必要が

潰瘍性大腸炎
大腸の粘膜を中心に炎症が起こったり、潰瘍ができたりする難病の一つ。30歳以下に多いが、それ以降でも発症することがある。原因はよく分かっていない。症状は下痢や血便、腹痛、体重減少など。

クローン病
潰瘍性大腸炎と同じく難病の一つで、大腸を中心に炎症や潰瘍が見られる。症状や病態は潰瘍性大腸炎と似ているが、病変の場所や深さなどが異なる。発症はどの年齢にもわたるが、とくに20代に多い。

大腸憩室症
加齢や体質などによって、腸の壁の一部分が外に飛び出し、袋状になる（憩室）病気。便が通りにくくなって、炎症や出血が起こる。

あるかもしれない。

病院で最初に受けるのは、炎症反応や潜血反応を確認するための血液検査や便検査などだ。

炎症が起きていたり、便に血が混じったりしていたら、大腸がんや大腸ポリープ、潰瘍性大腸炎、クローン病、大腸憩室《けいしつ》症などの器質性の病気の可能性が高くなる。場合によっては、大腸内視鏡検査や腹部超音波検査などを受ける。こうした検査でほかの病気を除外し、残ればＩＢＳとなる。腸の過敏性を調べる方法もあるが一般的でなく、実施しているのは大学病院のような研究施設ぐらいだ。

「皮肉なようですが、ＩＢＳがマスコミなどの報道によってにわかに脚光を浴びるようになったことで、かかりつけ医が専門的な検査をせずに、重大な病気が放置されたケースも散見されます。まずはＩＢＳのような症状が続くようなら、消化器の専門家を受診してください」（木下医師）

新常識3 下痢型ならリンゴやニンジンなどを食せよ！

治療は、「このままの状態では日常生活が送れない」と訴える患者に対して行われる。生活指導と薬物治療がスタンダードだ。
「痛みが少なく、下痢がひどいときは、リンゴやニンジンを食べてもらい、下痢より痛みを強く訴えるときは、おなかが張りやすいくだものやハチミツ、タマネギを避けてもらいます。牛乳やアルコール、とうがらしなどの刺激物は下痢をしやすいので、控えてもらいますね」（木下医師）
薬は、左下の表にあるものを病気のタイプに応じて用いる。よく使われるのは、腸内でふくらんで便のカサを増やす合成高分子化合物のポリカルボフィル・カルシウム（製品名コロネル、ポリフル）だが、吐き気やおなかが張るなどの副作用が出る可能性がある。そのほかに下痢を止めたり、排便を促したりする薬が使われる。

腸の過敏性を調べる方法

バロスタットという装置を用いる。これは肛門から腸に入れたバルーンに空気を入れ、どの程度ふくらんだら症状が出るかを調べる検査器機。過敏性腸症候群の患者は、その病名の通り「腸が敏感」であることが多い。ふつうならある程度ふくらませても感じないが、過敏性腸症候群の人は少しふくらんだだけでも敏感に反応し、痛みや便意を訴える。

ただ、この装置は1台1000万円、バルーン代が1つ2万円。腸の内圧を測ったときの診療報酬は1200点（1万2000円）なので、検査費よりバルーン代のほうが高いため、やればやるほど病院は赤字だ。肛門から風船を入れるため、患者にも負担がかかる。

男性の下痢型のみ保険適用

治験（臨床試験）をしたところ、母数が男性のほうが圧倒的に多く、統計上、有意差が出たのは男性だけだったため、男性に限定した適用となった。

2008年に登場したセロトニン5‐HT3受容体拮抗薬、ラモセトロン（製品名イリボー）は、IBSの発症にセロトニンが関係していることに着目して作られた。もとは抗がん剤治療で使う吐き気止めで、男性の下痢型のみ保険適用されている。

新常識4 IBSは脳がもたらす腸の病気だった！

IBSの共通の特徴として挙げられるのは、ストレスが強くかかったときに症状が出る、ということだ。会議で発表しなければならない、昇進試験があるなど、何かしら緊張するイベントがあるときに、トイレに行きたくなる。そのうち、「トイレに行けない状況になること」がストレスになり、各駅停車でなければ電車に乗れなくなったり、外出できなくなったりする。

まさにIBSは脳がもたらす腸の病気ともいえる。実際、103ページのイラストにあるように、便通異常のほかに不眠、不安感、抑うつなどの症状も出ることがある。木下医師によると、3分の1ぐらいの人が抑うつ症状などを訴えるという。

「うつ病は、脳中枢でのセロトニンという神経伝達物質の枯渇が原因と考えられています。一方、IBSはセロトニンを受け取る神経細胞や内分泌細胞の受容体に異常が認められます。このように、いずれの病気の発症にも、セロトニンがかかわっているのです」（木下医師）

うつ病の薬を使うと便秘になることがあるが、下痢型のIBSを合併している場合、抗うつ薬でIBSも治ってしまう。こんな例も珍しくないそうだ。

しかしながら、IBSとうつ病との関係はあいまいだ。確かに、いつもトイレのことばかりを考える、同僚が食事に誘っても断らざるを得ず「付き合いが悪い」と言われる、電車にも気軽に乗れない。こんなことが長く続いたら、誰だって気が滅入るだろう。IBSが原因でうつ病になるのか、

脳がもたらす腸の病気

腸は第2の脳といわれる。大腸は脳以外の体の中でもっとも神経細胞が多い。

表　過敏性腸症候群の主な薬

薬の種類	一般名（製品名）	タイプ
合成高分子化合物	ポリカルボフィル・カルシウム（コロネル、ポリフル）	どの型も
消化管運動調整薬	トリメブチン（セレキノン）	どの型も
セロトニン5-HT3受容体拮抗薬	ラモセトロン（イリボー）	下痢型（男性のみ）
乳酸菌製剤		下痢型
緩下剤（便秘薬）		便秘型
抗コリン薬		混合型

それともその逆なのか分かっていない。そのため、木下医師の場合、「まずは下痢や痛みを取ることを先決にします。それでも精神症状が残っていれば、改めてうつ病などの治療に入ります」という。

新常識5 うまく付き合っていくことが必要な病気だ！

冒頭で男性に下痢型のIBSが多いと触れたが、その理由の一つは、排便のタイミングが自由にならないことが挙げられる。**例えば、会議中に「ちょっとトイレ」「いったん休憩」といえるようになる、あるいは約束の時間に遅れてもトイレを優先させられるようになれば、IBSだったとしても、気にならなくなる。**とはいえ、なかなかそうもいかないのが現実だろう。日常生活でうまく折り合いを付けて、必要に応じて治療をしながら、うまく付き合っていくことが最善の解決法。IBSとはそういう病気といえるかもしれない。

新常識6 大腸の形の異常がIBSをもたらしている可能性も

これまで見てきたように、IBSはあいまいで原因もよく分かっていなかった。

ところが、最近になって、大腸の形に異常があって症状が起きている可能性があることが分かってきた。横浜市立市民病院内視鏡センターの水上健医師が、第18回日本消化器関連学会週間で発表した。

水上医師は、同センターを受診したIBSの患者に、麻酔を行わない大腸内視鏡検査を実施し、腸管の運動異常や腸管形態異常（ねじれなど）について観察し、データをまとめた。その結果、混合型のIBSでは100％、大腸の形態異常が見られ、下痢型のIBSでは、大腸内視鏡を挿入すると、それを排泄しようとする蠕動《ぜんどう》運動が繰り返される例が多かったという。IBSが「あいまいな病気」から卒業する日も近いかもしれない——。

麻酔を行わない大腸内視鏡検査

通常、大腸の内視鏡検査は麻酔を投与して行われるが、ここでは鎮痙《ちんけい》剤だけを使い、麻酔を投与しないで大腸内視鏡検査を実施した。鎮痙剤は内視鏡の通過を阻害する腸管運動を抑えるために投与している。麻酔をしないため、患者の心理的なストレスの影響も観察することができる。

水上医師のデータ

便秘型の女性のIBS患者にも形態異常が高い頻度で認められた。また、混合型のIBS患者（男女とも）、便秘型の女性のIBS患者では、腸管運動異常はほとんど見られなかった。

COLUMN

胃から腸へ、腸から胃へ、おなかの症状は動く!?

ＩＢＳは大腸の機能（はたらき）に問題が生じて、下痢や便秘、腹部膨満感などが生じる病気だ。本文にあるとおり、検査をしても異常がなく、ほかの病気を除外されたときにはじめて診断される。これと同じように、検査では異常が見つからないものの、食道や胃に症状が出るものもある。

例えば、悪心《おしん》（むかつき）や吐き気、おう吐、食欲不振など、胃の周辺に症状があるときは、「機能性胃腸症（Functional Dyspepsia、以下ＦＤ）」、胸やけやげっぷ、胸のあたりの痛みなど、食道や胸の周辺を中心に症状があるときは、「非びらん性胃食道逆流症（Non-Erosive Reflux Disease、以下ＮＥＲＤ）」と診断される。

この2つとＩＢＳをまとめて、「機能性消化管疾患」という。

実はＩＢＳがある患者は、ＦＤやＮＥＲＤにもなりやすい（図1参照）。症状が腸から胃、胃から腸へと移り変わることも珍しくないと、木下医師（本文に登場）はいう。

「ＩＢＳの治療によって、下痢や腹痛で悩むことはなくなった。『病気が治ってよかったね』ということで、よくよく話を聞いたら、胃に症状が出て困っていた――。こんなことは、よくある話なのです」

ただ、そうはいっても……と、木下医師は続ける。

「医師は1日にたくさんの患者を診なければならず、1人にかける診察時間も限られてしまいます。同じ消化器とはいえ、便通異常や腹痛といったＩＢＳに特徴的な症状以外まで毎回、診察することは難しいんです。かといって、食道や胃に病気が移っていたら、それ相応の治療をする必要があるわけですし――」

と、そんな葛藤のなか、木下医師が考案したのが「出雲スケール（図2参照）」だ。これは「前胸部に熱く焼けるような感じがして困ったことがありましたか?」「食事をするとすぐにおなかがいっぱいになって困ったことがありましたか?」など、食道、胃、腸全般の症状を網羅する質問で構成されている。項目は全部で15あり、○と×で答えるだけなので、誰でも簡単に答えられる。

「患者さんがチェックした項目を見れば、ＩＢＳか、ＦＤか、はたまたＮＥＲＤかが一目で確認できます。これを用いるようになってから、ほかの病気の見逃しを防げるようになりました」（木下医師）

図1 下痢系IBSとFDの併発状況

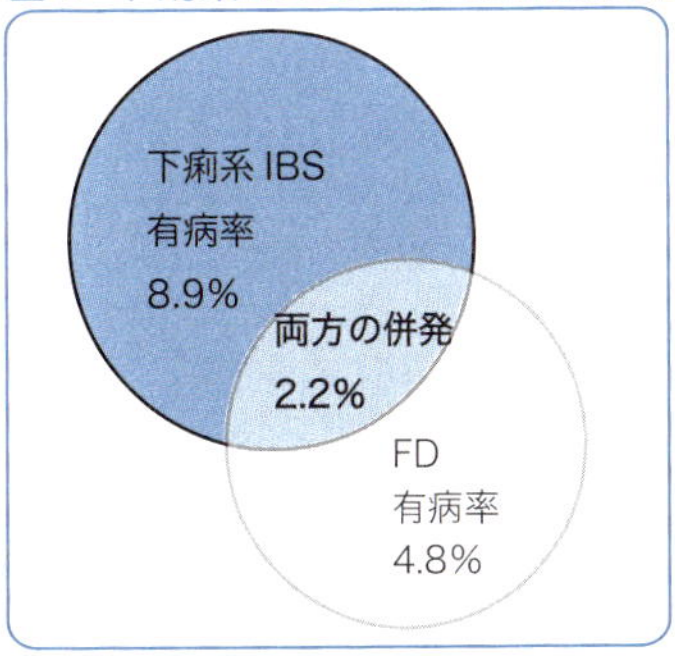

三輪洋人：診断と治療.97（5）：1079,2009

図2　消化器症状に関する問診票（出雲スケール）

※過去1週間の状況についてチェックする

NERD の可能性あり

胸やけ

1. 胃酸の逆流のために困ったことがありましたか？
2. 前胸部に熱く焼けるような感じがして困ったことがありましたか？
3. のどの違和感で困ったことがありましたか？

FD の可能性あり

胃の痛み

4. 胃が痛くて困ったことがありましたか？
5. 空腹時に胃が痛くて困ったことがありましたか？
6. みぞおちの辺りが焼けるような熱い感じで困ったことがありましたか？

胃のもたれ

7. 食事をするとすぐにおなかがいっぱいになって困ったことがありましたか？
8. 食後に胃の中にいつまでも食べ物がとどまっているような、重苦しくムカムカした感じがあって困ったことがありましたか？
9. 胃の膨満感のために困ったことがありましたか？

IBS の可能性あり

便秘

10. 完全に便を出しきれていない感じで困ったことがありましたか？
11. 何日も続く便秘あるいは硬い便で困ったことがありましたか？
12. 強いストレスを感じたときに起こる便秘で困ったことがありましたか？

下痢

13. 急な便意でトイレに駆け込みたくなるような感じで困ったことがありましたか？
14. 下痢あるいは軟らかい便で困ったことがありましたか？
15. 強いストレスを感じたときに起こる下痢で困ったことがありましたか？

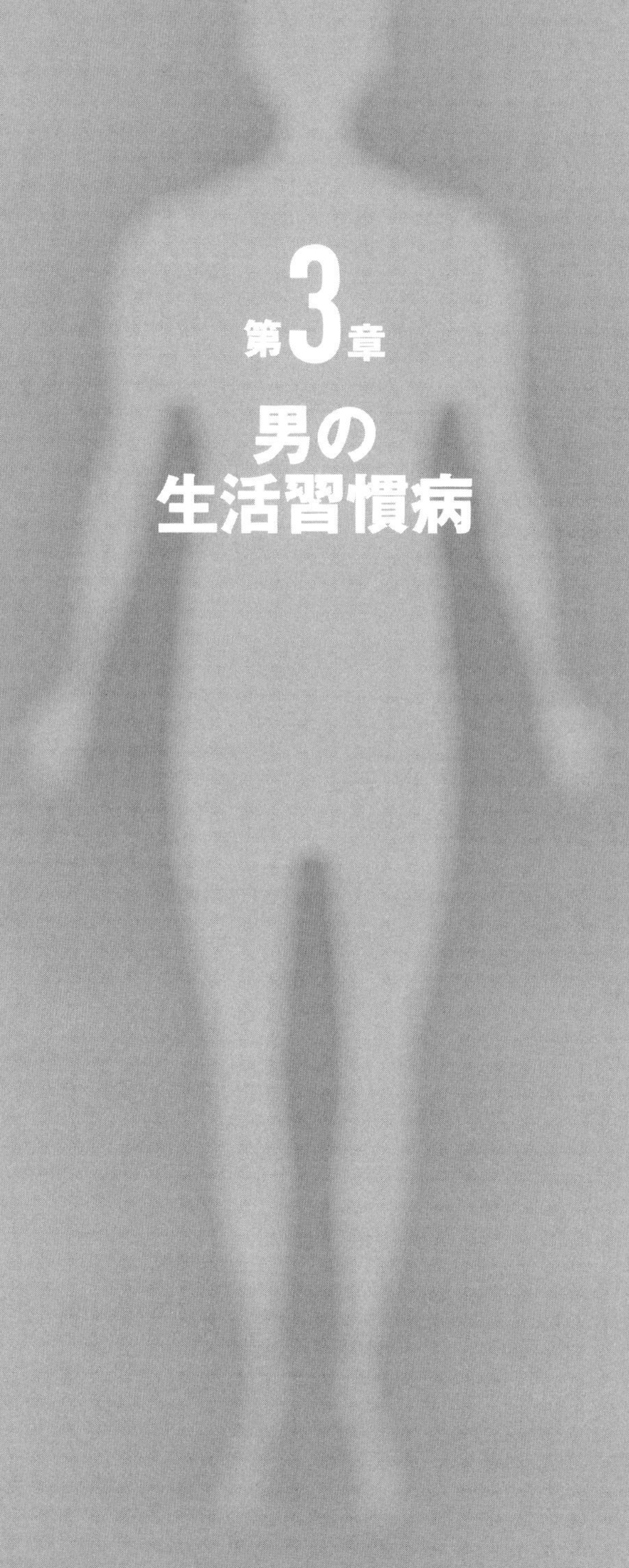

第3章

男の生活習慣病

痛風の痛みは「生活習慣の乱れ」への警告だ！

痛風は「ぜいたく病」といわれている。ビールや、エビ、あん肝、魚卵などの高級な食品に多く含まれるプリン体の過剰摂取が原因で起こると考えられてきたからだ。

ところが、東京医科大学医学総合研究所所長の西岡久寿樹医師は、「トータルカロリーにさえ気をつければ、プリン体を含む食品を食べてもまったく問題ありません」と断言する。これに限らず、西岡医師の話は、痛風について、私たちがいかに「木を見て森を見ず」だったかを思い知らされるものだった。

新常識 1 食品に含まれるプリン体と痛風発症の間に因果関係はない

痛風の発作（痛み）は、体中のさまざまな関節で起こる可能性があるが、主に足の親指の付け根の部分で起こることが多い（イラスト参照）。病名の由来ともいわれる、「風が吹いても痛い」ほどの激烈な痛みはどうして起こるのだろう。

人間の体の中には、尿酸という物質が存

イラスト 痛風発作が起こる部位

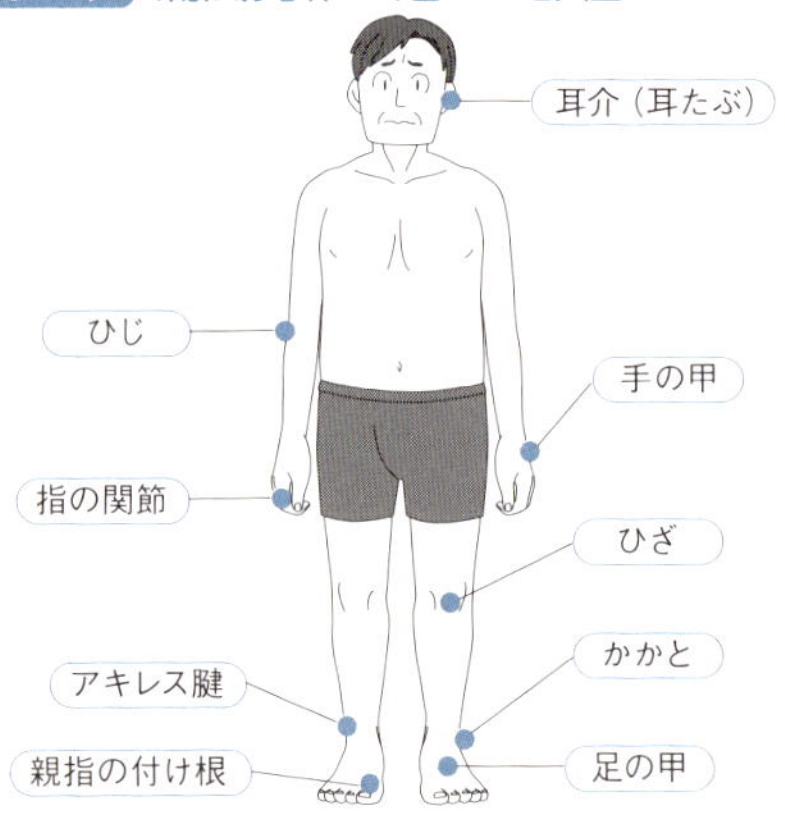

痛風
血液中に含まれる尿酸の濃度が高くなり、関節部で結晶化して起きる炎症。現在では国内に80万人以上の患者がいて、そのうち約95％が男性といわれる。

プリン体
細胞の中の核酸を構成する成分。プリン環という共通の化学構造を持っていることからこの名が付いている。人体のほか、さまざまな食品、一部のアルコールなどにも含まれるが、とくに卵巣や内臓など、細胞数の多い食品に多く含まれる。

在する。尿酸はプリン体の一種で、遺伝子を構成する核酸や生体エネルギー物質のATP（アデノシン三リン酸）などが分解するときに、老廃物としてできる物質だ。

尿酸は血液中に溶け出して体内を循環しており、最終的には腎臓などで回収され、尿や便として排出される。ところが何らかの原因により血液中の尿酸の濃度（尿酸値）が高くなると、「尿酸塩」となり、関節で結晶化して激しく痛む。これが痛風だ。

ここで覚えておきたいのは、尿酸は元々体内にある核酸やATPが分解されてできることがほとんどで、食べ物などで摂取されたプリン体からはごくわずかしかできないということだ。

「食品に含まれるプリン体の大部分は、体内で代謝される過程で『プリン環《かん》』と呼ばれる化学構造が崩れ、尿や便と一緒に体外に排出されてしまいます。つまり、口から入ったプリン体が、体内で尿酸を作ることはほとんどないといっていいでしょう」（西岡医師）

巷《ちまた》では「プリン体大幅カット」を謳《うた》った発泡酒などが出回っているが、食品に含まれるプリン体の量を制限するのは、ほとんど意味がない。

「それに、プリン体は、魚卵などだけでなく、肉にも魚にも大豆にも含まれています。プリン体を含まないように食事をとることは実質的に不可能なのです。『プリン体をたくさんとると尿酸値が高くなる』という主張は、すでに海外の論文では明確に否定されています」（西岡医師）

しかも、この新常識は私たちのような一般人だけでなく、医師でも知らない人が結構いるというのが実態のようだ。

新常識2 痛風発作は現代人の新たな「月曜病」ストレス・飲酒・急激な運動がリスクに

では、尿酸値を上昇させる真犯人はいったい何なのだろうか。

ウィークデーの間に溜まりに溜まった仕

核酸
体内で遺伝情報を伝えたり細胞の代謝をコントロールしたりする物質。DNA（デオキシリボ核酸）とRNA（リボ核酸）に大別される。

ATP（アデノシン三リン酸）
運動などの際に、体内で分解されて細胞のエネルギー源となる物質。

尿酸値
血液中の尿酸の濃度。血清尿酸値ともいう。一般的に、7.0mg／dℓ以上の場合は痛風を発症する可能性があるといわれる。

事のストレスを一気に発散しようと、金曜の晩は同僚と痛飲し、土日はゴルフ三昧……こんな経験、身に覚えのある方も多いのではないだろうか。実はこれ、週明けに痛風を発症するリスクの高い、極めて危険な生活パターンなのである。

体内でATPと呼ばれる物質が消費される際に、老廃物として尿酸が生まれることにはすでに触れた。

「ATPを大量消費する三大要因は、過度のストレス、アルコールや果糖の過剰摂取、急激な運動です。つまり、この例では3つのリスクが揃ってしまったことになるのです」（西岡医師）

酒を飲むと、アルコールを肝臓で代謝する過程でATPが大量に消費される。急激な運動で筋肉のエネルギーを使ったときや、ストレスや何かに集中することで脳を使ったときも同様だ。つまりゴルフは、「急激な運動」と「脳の集中」という2つの要因を含む痛風発症リスクの高いスポーツということになる。

現代人の典型的な生活パターンのなかにも、痛風のリスクはこれだけ存在している。いわば、痛風は現代人にとっての新たな「月曜病」なのである。

新常識3 「尿酸値を薬でコントロール」は必ずしも正解ではない

一般に、尿酸値が上昇する原因は次の3つのタイプに分けられる。

①尿酸が作られすぎる「過剰生産型」
②尿酸が排泄されにくい「排泄低下型」
③①と②の「混合型」

西岡医師によれば、患者の割合は厳密に分類すれば①が15%、②が60%、③が25%だが、大局的に捉えればほとんどの患者が③の混合型といっていい。肝臓で尿酸が過剰に作られると、同時に腎臓はそれをできるだけ尿として排出せず、血液中に吸収してしまおうとする。尿酸が多量に含まれた尿（尿酸尿）は、腎臓に大きな負担をかけ

果糖（フルクトース）
くだものやはちみつなどに多く含まれる天然の甘味料で、糖の中で最も甘みが強い。消化吸収が早く、肉体疲労時や激しい運動の後などにすばやくエネルギーに変わるが、その過程でATPを大量に消費する。くだものの中ではとくにりんごやバナナ、なし、ぶどうなどに多く含まれる。

尿酸排泄剤
尿酸の血液中への再吸収を抑制し、排泄を促進する薬。代表的なものにベンズブロマロン（製品名ユリノームなど）がある。

非ステロイド系抗炎症薬
消炎鎮痛薬とも呼ばれる、いわゆる一般的な痛み止めのこと。インドメタシン（製品名インダシンなど）、ナプロキセン（製品名ナイキサンなど）など。

ステロイド薬
製品名はプレドニン、プレドニゾロンなど。主に重症の患者に使用する。ステロイド薬の解説は87ページ参照。

るからだ。

痛風の痛みが出てから病院に行くと、尿酸値を下げるために、尿酸排泄剤という薬を使って尿酸尿の排泄を促すことがあるが、これについても「百害あって一利なし」と西岡医師はいう。

「尿酸値は、痛風を診断する際の指標の一つにすぎません。不規則な生活やストレス、過度の飲酒などの結果として尿酸値が上がるのです。尿酸値が高いからといって、薬を使って尿酸尿を過剰に排泄させると、腎臓結石や腎臓の石灰化を招きます」

過去に「尿酸値が高いと動脈硬化や心筋梗塞になる」といわれたことがあったが、現在ではこれも明確に否定されている。つまり、尿酸値を薬でむやみにコントロールする必要はないのだ。

新常識4 痛風の背景にある生活習慣病に注意

治療ではまず、関節の痛みを抑えるために、非ステロイド系抗炎症薬、ステロイド薬などを使う。また、尿酸塩は尿が酸性の状態で結晶化しやすいため、これを防ぐために、尿アルカリ化薬のクエン酸カリウム・クエン酸ナトリウム（製品名ウラリット）を使って尿をアルカリ性に近づける。さらに、コルヒチン（製品名コルヒチン）という痛風発作を予防する薬を常に携帯し、発作が起こりそうなときに前もって服用する。

しかし、これだけでは痛風の根本的な解決にはならない。痛風で最も注意すべきなのは、背後に隠れた生活習慣病なのである。

痛風患者は糖尿病や脂質異常症（高脂血症）などの生活習慣病を合併していることが多い（グラフ参照）。痛風とこれらの病気の背景には、共通して生活習慣の乱れがあるからだ。

「痛風になると、痛みがあまりに激しいために尿酸値を下げることばかりに目が向きがちですが、尿酸値に目をとられて生活習

発作が起こりそうなとき

痛風の痛みは主に足の親指の付け根に起こるが、人によっては発作が起きる直前に足がピリピリ・ムズムズする、違和感を覚えるといった症状が現れることがある。過去に発作を経験した人ほどこうした前兆が現れやすいといわれる。

脂質異常症（高脂血症）

血液中にLDLコレステロール（悪玉コレステロール）や中性脂肪が異常に増えすぎている状態、またはHDLコレステロール（善玉コレステロール）が減りすぎている状態（グラフ中の「高コレステロール血症」や「高中性脂肪」も脂質異常症）。

食品を通して体内の脂質が過剰になっていたり、体内の脂質の流れがうまく制御できなくなっていることが原因。そのままにしておくと、血管の動脈硬化が進み、心筋梗塞や脳卒中を引き起こす可能性もある。

慣病を見逃すほうがはるかに危険です。痛風の痛みは、生活習慣の乱れに対する体からのシグナルと考えるべきなのです」（西岡医師）

　西岡医師は、とくに尿酸値が7～8mg／dℓとそれほど高くない場合は、ほかの生活習慣病の治療を優先することにしている。そうすれば、ほとんどの場合は結果的に尿酸値が下がる。尿酸合成阻害剤を用いるのは、関節炎や腎結石が頻繁に起こるときに限られる。

グラフ　痛風患者の合併症

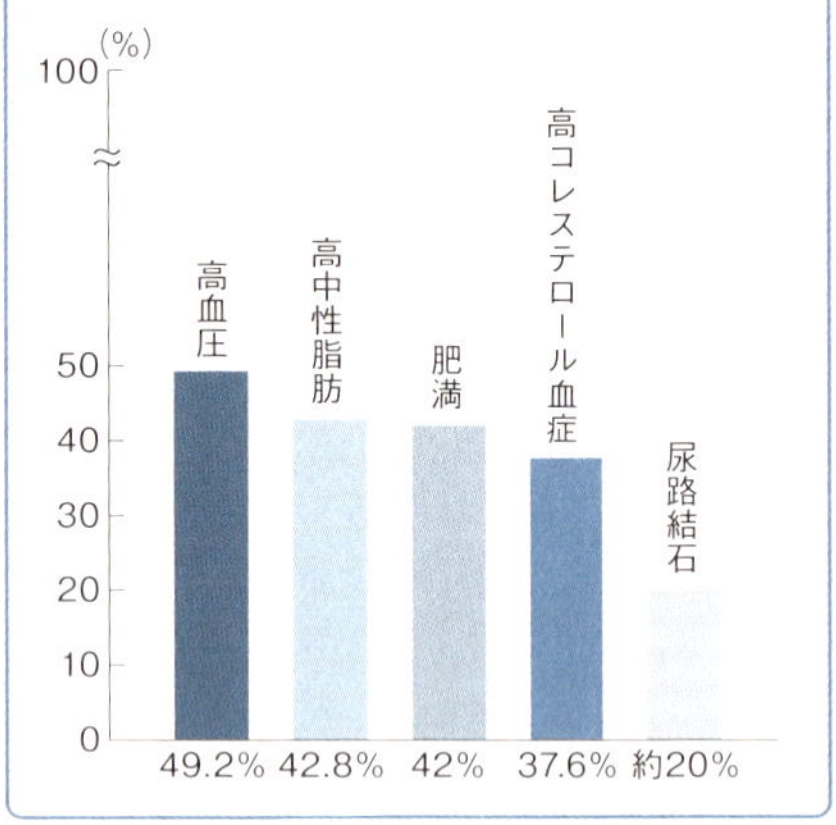

（公益財団法人痛風財団ホームページより）

　生活習慣の改善法については、糖尿病などの生活習慣病でいわれていることと何ら変わりはない。アルコールはなるべく控え、食事のバランスが偏らないように注意し、規則的な生活を送ってストレスを減らすように心がけたい。

　食べ物に含まれるプリン体が尿酸値の上昇に影響のないことはすでに述べたが、プリン体を含む食品はうまみの成分が豊富で、思わず食が進んでしまう。白子やあん肝など、酒のつまみとして最適なものも多い。アルコールのとりすぎやカロリーオーバーには要注意だ（コラム参照）。

　運動では、前に述べたように、急激な激しい運動、とくに無酸素運動が尿酸値を高めることは分かっている。しかし、有酸素運動であれば生活習慣病の予防にも役立つ。散歩や軽いジョギングなどの有酸素運動を、あまり体に無理がかからないような範囲で行うようにするとよい。

尿酸合成阻害剤

尿酸の生成を抑え、尿酸値を下げる薬。アロプリノール（製品名ザイロリック、アデノック、アロシトールなど）。

無酸素運動

瞬間的に強い力を必要とし、短時間で疲労する運動。筋力トレーニングや短距離走、重量挙げなど。

有酸素運動

比較的弱い力が継続的にかかり続けるため、長時間にわたり行える運動。ウォーキングやジョギング、自転車、エアロビクス、水泳など。

COLUMN

知っておきたい 尿酸値を上げない居酒屋食とは？

比較的、外食することの多い男性。尿酸値が高いと知りながら、居酒屋ではついつい食べたいものをチョイスということも少なくないだろう。

「尿酸値を上げないポイントは、カロリーを抑えること、食物繊維をとることです。プリン体だけにこだわっていても、尿酸値は下がりません」

と話すのは、管理栄養士の中村陽子さん。現在、越谷ハートフルクリニックで患者向けに栄養指導を行う。

実は、プリン体の制限からカロリー制限へのシフトは、「高尿酸血症・痛風ガイドライン」にもしっかり記されている。なぜ、プリン体ではなくカロリーを控えるのか。その理由は西岡医師が本文で述べたとおりだ。

では、具体的にどのような居酒屋食を選んだらよいのだろうか。中村さんは、①野菜中心のメニューを必ず2～3品とる、②肉、魚などタンパク質の選択を誤らない、③汁を残す、の3つのポイントを挙げる。

「野菜には食物繊維がたくさん含まれている上、低カロリーでおなかもふくれやすい。マヨネーズなど油を使っていないノンオイルサラダ、枝豆、おひたし、スティック野菜などがお勧めです」（中村さん）

肉や魚料理は、刺身や塩焼き、焼き鳥、酒蒸し、網焼き、ゆで料理など、油を落とした料理を選ぶようにしよう。ただ、ゆでてあってもウインナーなどは、あまり勧められない。どうしても揚げものが食べたくなったら、鳥肉の唐揚げなど素材を大きく切って揚げてあるもののほうがよいそうだ。

「最後のシメに1品頼みたいときは、ざるそばなどを。鍋料理など、煮汁があるものは残すことが鉄則で、最後に雑炊というのは、せっかく流れ出た油などをとってしまうことになるので、避けたいものです」（中村さん）

アルコールといえば、ビールにプリン体が多く含まれているからと、焼酎やワインなど他のお酒に替える人がいるが、これも実は間違った考え方。そもそもアルコール自体が尿酸値を上げてしまうからだ。やはり飲みすぎはよくないのである。

「それから、居酒屋で食事をすることが事前に分かっているときは、その日や翌日の昼食は控えめにすると、帳尻を合わせられます」（中村さん）

居酒屋の人気メニューのカロリー

鶏の唐揚げ（5個分）	259kcal
餃子（5個分）	250kcal
ポテトサラダ	157kcal
スティック野菜（マヨネーズ付き）	97kcal
焼き鳥（ねぎま1本）	71kcal
冷や奴	63kcal
焼き鳥（つくね1本）	57kcal
まぐろの刺身（2切れ）	36kcal
アサリの酒蒸し	18kcal
冷やしトマト	16kcal
しょうゆラーメン	460kcal
ざるそば	230kcal

尿路結石は生活習慣病の予防法で防げる!

尿路結石の痛みは、「何が起こったか分からない」「脂汗をかく」「七転八倒」……と、さまざまに形容される。痛みがあまりに強烈なため、救急車で病院にかつぎ込まれる患者も少なくない。

「結石を治療している患者さんに話すことは、生活習慣病の予防法とほとんど変わりません。まずは日頃の生活習慣をちょっと変えてみることが大切です」

と話すのは、東海大学医学部付属病院泌尿器科講師の臼井幸男医師だ。尿路結石の治療法と、予防のためのポイントを同氏に聞いた。

新常識1 尿道や精巣《せいそう》の痛み、頻尿などが予兆の可能性も

尿路結石は、尿の中に含まれるミネラル物質が結晶化し、石のように固まってしまう病気だ。患者の男女比は7対3と、男性に多い。日本尿路結石症学会が２００５年に行った調査によると、国内の年間罹患率は年々上昇しており、この40年ほどの間に約3倍に膨れ上がっている。

腎臓から尿道まで、尿の通り道ならどこでも結石ができる可能性はあるが、診断時に結石が見つかった場所によって「腎臓結石」「尿管結石」「膀胱《ぼうこう》結石」「尿道結石」の4つに分類される（イラスト参照）。このうち、腎臓結石と尿管結石が全体の約9割を占める。

症状は、背中や腰の痛み、血尿、排石（尿と一緒に自然に結石が出ること）の3つが代表的だが、決して激しい痛みを伴う場合ばかりではない。腎臓結石は自覚症状がほ

結晶化
結石の大きさは、肉眼では確認できないほど小さなものから、直径2・5㎝以上のものまでさまざま。なかには珊瑚《さんご》状結石と呼ばれる結石のように、腎盂《じんう》（腎臓の中心部の尿が集まる部分）全体をふさぐほど大きなものもある。

尿路結石の症状
本文で触れたような症状のほか、悪寒や発熱、吐き気、腹部膨満感などが見られることもある。

とんどなく、健康診断や人間ドックで発見されることが多いし、尿管結石の痛みもそのときどきで異なる上、結石が膀胱付近まで下りてきている場合は、精巣や尿道など、尿管から離れた部分が痛んだり、頻尿になったりすることもある。

だが、こうした症状をそのままにしておくと大変なことになると臼井医師は話す。

「尿管に結石が詰まると、尿が腎臓に停滞してしまい、水腎症になります。水腎症の状態が短期間であれば問題ありませんが、もし長期間にわたって続くと、結石の特徴的な症状が出ず、知らない間に腎臓の機能が著しく低下してしまうこともあります。あまりにひどい場合は、腎臓を摘出することにもなりかねません」

イラスト 尿路結石の種類

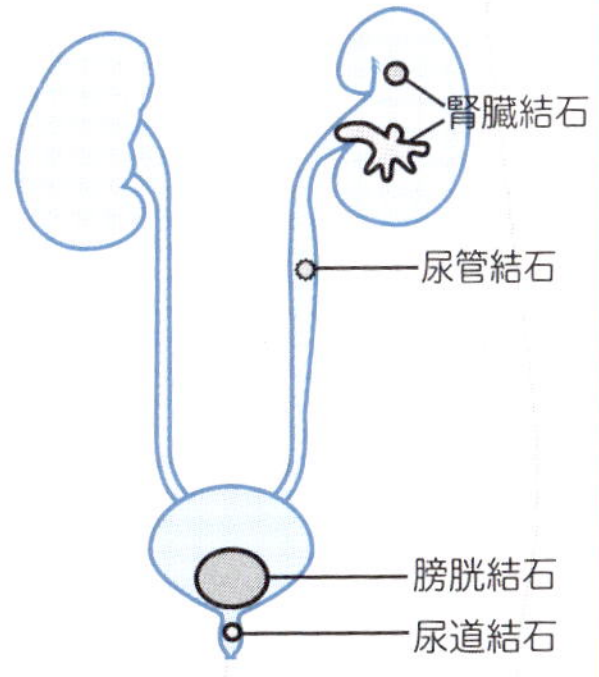

新常識2 ESWL治療は万能ではない

症状の悪化を防ぐためには、結石ができていないか、大きくなっていないかを定期的に検査することが大切だ。とくに、食生活が偏りがちな人や生活習慣病にかかっている人は、年に1度は検査を受けたほうがよい。だがその際、「地域の健康診断では不十分」と臼井医師は注意を促す。

「この病気は健康診断で採血や尿検査をしただけでは分からないのです。泌尿器科を受診したり、人間ドックを受けたりして、超音波を使ってしっかり検査してもらうのが確実です」

検査で結石が見つかった場合、大きさが

水腎症
尿が尿管内を正常に流れなくなることで、腎臓が尿の圧力で膨らんだ状態のこと。悪化すると腎臓が損傷し、やがては腎機能が失われる（コラム参照）。

尿路結石の定期検査
尿検査で血尿の有無や尿の成分を調べたり、X線や超音波、CT（コンピュータ断層撮影）などを使って結石の状態を見る方法が一般的だ。

５㎜以下であれば、鎮痛薬を使いながら結石が自然に排出されるのを待つ。一方、それ以上に大きい場合や、経過観察後も自然に排出されない場合は、結石を砕く手術が必要になる。

　現在、手術法のなかで最もポピュラーなのは、体外から衝撃波を当てて結石を砕く体外衝撃波結石破砕術（ＥＳＷＬ）という方法だ。体を傷つけないため、患者の希望が多く、この手術法を偏重する施設もあるが、臼井医師は、「どんな場合でもＥＳＷＬが最適というわけではない」と、こうした傾向に警鐘を鳴らす。

「ＥＳＷＬは、主に結石の大きさが２㎝以下の比較的小さな結石の場合に適しており、大きさがそれ以上の場合は別の手術法を選択しなければなりません。また、１度の治療で完全に結石を砕けず、再治療を要する場合もあります」

　ＥＳＷＬ以外の手術法としては、尿道から内視鏡を入れて衝撃波やレーザーで結石を砕く経尿道的尿管結石破砕術（ＴＵＬ）や、腰から腎臓に１㎝程度の穴をあけ、内視鏡で結石を砕いて取り出す経皮的腎結石破砕術（ＰＮＬ）などがある。また最近では、細くて軟らかい尿管鏡を使った新たな内視鏡手術が登場するなど、治療の選択肢は少しずつ広がってきている。

新常識３ 酒と一緒に飲む「チェイサー」は結石予防に効果あり！

尿路結石は、再発の多い病気としても知られる。腎臓結石の５年以内の再発率は約45％といわれている。臼井医師のもとにも、再発して数年おきに治療に訪れる患者が少なくないという。では、結石を予防するためにはどんなことに気を付ければよいのだろうか。

　尿路結石の患者に男性が多いことは既に述べたが、なかでも最も多いのは、40代～50代の男性。日々仕事に精を出し、疲れやストレスから生活が不規則になりがちな世

体外衝撃波結石破砕術
　体外から衝撃波を当てて結石を砕く方法。主に２㎝以下の小さな結石に適している。

経尿道的尿管結石破砕術
　腰椎麻酔（場合によっては全身麻酔）をかけ、尿道から尿管内視鏡を入れて結石を衝撃波やレーザーで砕く方法。尿管内で長期にとどまっている結石や、ＥＳＷＬで破砕が困難な結石に適応。

経皮的腎結石破砕術
　腰から腎臓に１㎝程度の穴をあけ、内視鏡で結石を砕いて取り出す方法。結石の大きさが２㎝以上のケースに有効。

代だ。実は、この不規則な生活が尿路結石のリスクになると臼井医師は指摘する。

「例えば、夜、酒を飲んですぐに寝てしまうことはないでしょうか。アルコールを飲むと、解毒のために肝臓で体内の水分が大量に消費されてしまい、尿が濃くなって結石ができやすい環境になってしまいます。夜間はトイレに行く回数が少なくなるため、濃度の高い尿が尿管や膀胱に停滞してしまうのです」

巷《ちまた》では、「尿路結石を防ぐためには、ビールをたくさん飲むとよい」などといわれている。水分を大量に摂取することで尿と一緒に結石を流してしまおうという魂胆だろうが、逆に体内の脱水状態を引き起こすため、予防の点からいえば決して勧められることではない。

では、飲酒時に脱水状態を防ぐにはどうすればよいのだろうか。「酒を飲むときには、一緒に水を飲むといい」と臼井医師。バーなどで強い酒と一緒に出される「チェイサー」は、結石予防にもなるということだ。ビールを飲むときもチェイサーを、そんな心がけが必要だ。

また、日常生活でも1日2ℓ程度の水を飲むことを臼井医師は勧める。

「水が一番ですが、水だけを飲むのが大変なら、麦茶や番茶、ほうじ茶などを飲んでもいいでしょう」

新常識4 シュウ酸とカルシウムをコンビでとるとよい

同じ水分でも、とりすぎがよくないものもある。それは緑茶や紅茶などで、これらには結石のもととなるミネラル物質の代表、シュウ酸が含まれているからだ。緑茶や紅茶のほかにも、魚の干物やホウレンソウ、チョコレートなどに多く含まれるので、食べすぎには注意しよう。

シュウ酸の結石化を防ぐ知恵として挙げられるのが、一緒にカルシウムをとること。カルシウムは腸の中でシュウ酸と結合して

脱水状態
体内の水分が不足している状態のこと。摂取する水分よりも失う水分が多い場合に起きる。

チェイサー
バーなどでウイスキーやスピリッツなどの強い酒を飲むときに出てくる、口直しの水やソーダなどのこと。

シュウ酸
主にホウレンソウやキャベツ、レタスなどの緑黄色野菜に多く含まれるミネラル物質で、苦みや渋みのもととなる成分。水に溶けやすいので、これらの野菜を食べるときには、水にさらすか、茹でるとよい。

カルシウム
尿路結石の予防のためには、1日600mg以上の摂取が推奨されている。

便として排出される。

「紅茶やチョコレートと牛乳、ホウレンソウとカツオ節というように、シュウ酸とカルシウムをコンビでとるようにするといいでしょう」（臼井医師）

このほか、食物繊維やマグネシウムには結石をできにくくするはたらきがあるので積極的にとるとよいと臼井医師は話す。

一方、動物性タンパクの多い肉類や脂肪、塩分、糖分などのとりすぎは、尿を酸性に傾け、結石ができやすくなるので、なるべく避けたい。このあたりは、多くの生活習慣病の予防法と共通だ。尿路結石は生活習慣病の一種と考えるべきなのである。実際に、尿路結石の患者の多くは糖尿病、高血圧症、脂質異常症などの生活習慣病にもかかっている。

加えて、食生活の面では、朝昼夕3食のバランスをきちんととりたい。尿路結石の再発予防ガイドライン（2004年）によれば、日本の結石患者の多くは、朝食を抜き、一日に必要な栄養素の大半を夕食でとる「夕食中心型」だという。夕食中心の食生活は、就寝後に結石の原因となる物質の過剰排泄につながるので避けたほうがよい。

また、原因物質の排泄量は食後2～4時間でピークに達するので、尿路結石予防の観点からいえば、夕食から就寝までの間隔は4時間以上空けるのが望ましい。

適度な運動もお勧めだ。生活習慣病の予防になるのはもちろん、運動によって代謝が高まり、尿管のはたらきが活発になって、結石が体外に排出されやすくなる。小さな結石であれば、水分を多くとり運動をするだけで、結石が自然に排出されることもあるという。

そこで、毎日の生活に、なわとびや屈伸運動、階段昇降などの運動を、きついと感じない程度に取り入れてみよう。ただし、その際には、こまめな水分補給を忘れないようにしたい。

食物繊維
体内の消化酵素では消化できない食物中の成分のこと。穀物や豆類、野菜、くだもの、海藻などに多く含まれる。

マグネシウム
骨や歯の形成に重要なはたらきをしているミネラル物質。アーモンドなどの種実類や魚介類、海藻などに多く含まれる。

COLUMN

放っておけない、水腎症の怖さ 腎機能がすべて失われることも

尿路結石の痛みは突然やってくるが、痛み止めの薬を飲むと、それまでの激しい痛みがうそのようになくなってしまう。また、激しく痛むときと、まったく痛まないときが交互にやってくるのがこの病気の特徴でもある。

つまり、痛みがひいたからといって必ずしも結石が体外に排出されたとはいえないのである。安心するのはまだ早い。結石が体内に残っていないか、しっかり検査することが大切だ。

本文で臼井医師も述べているように、体内の結石をそのまま放置しておくと、水腎症になる可能性がある。水腎症は、腎盂《じんう》や尿管、膀胱などの尿の通り道のどこかで尿の流れが妨げられ(尿路閉塞症)、逆流した尿で腎臓が膨らんでしまった状態のこと。尿路が短期間のうちにふさがって起きる急性の水腎症の場合は、脇腹や腰、下腹部のあたりに断続的に激しい痛みが起きる。

一方、症状がゆっくりと進行する慢性の水腎症の場合、脇腹や腰、下腹部にうずくような不快感がある。停滞した尿に含まれる細菌に感染して熱が出たり、痛みがひどくなったりするケースもある。

水腎症には先天性のものと後天性のものがあるが、後天性の水腎症は尿路結石をはじめ、膀胱がんや前立腺がん(44ページ参照)、前立腺肥大症(20ページ参照)などのさまざまな病気が原因となる(図参照)。このため治療では、皮膚から針を刺したり、尿道からカテーテル(軟らかい医療用チューブ)を挿入するなどしてたまった尿を取り除いた後、原因となる病気を治療して尿の流れを確保する処置が中心となる。

水腎症は放置しておくと腎臓にかかる負担が徐々に増し、いずれは腎機能が失われることもある恐ろしい病気だ。こうなると、腎臓を摘出するしか方法がなくなってしまう。手遅れにならないためにも、早めに治療を受けることが大切だ。

図　水腎症の主な原因

■先天性の尿路閉塞症

- 腎臓から尿管に移る部分、尿管から膀胱に移る部分などが狭い先天性異常
- 神経因性膀胱(膀胱の機能に問題がある)
- 尿道狭窄(尿道が狭い)など

■後天性の尿路閉塞症

- 尿路結石
- 前立腺肥大症
- 前立腺がんや膀胱がんなどの悪性腫瘍《しゅよう》
- 動脈瘤《りゅう》などによる圧迫

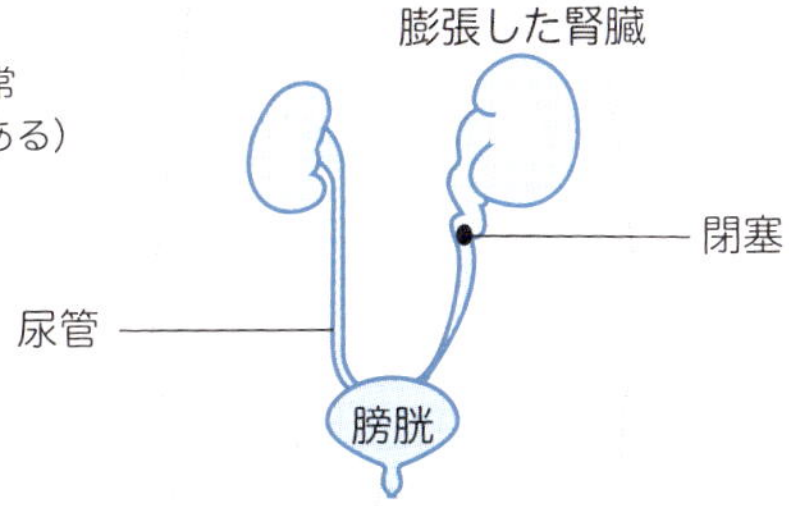

オトコの生活習慣病 16 メタボリックシンドローム

「炭水化物抜き」ダイエットで効率的に内臓脂肪減

すっかりお馴染みのメタボリックシンドローム。いまさら解説するまでもないが、内臓脂肪型肥満に、脂質異常や高血圧、高血糖などの危険因子が加わった状態だ。とくに男性は、女性ホルモンに守られている女性と比べて内臓脂肪がつきやすいとされている。中年太りの多くはまさに内臓脂肪が原因といえよう。

この内臓脂肪が、糖尿病をはじめ多くの病気の原因となることは明らかだ。最近では、がんの発症にさえも強く関連するといわれている。しかし、国が施策として始めたメタボ対策、特定健康診査や特定保健指導を活用している人は少ない。厚生労働省「特定健康診査・特定保健指導の実施状況」（平成20年度）によると、特定健康診査の実施率は38・3％で、特定保健指導の終了者の割合はたった7・8％だ（表参照）。「中年太りや、検査数値に問題があることは自覚しているが、運動や食生活を改善することはなかなかできない」というのが本音ではないだろうか。

新常識1 医師も効果を実感する気楽なダイエット法があった

メタボリックシンドロームが原因で、心筋梗塞や脳梗塞を発症してしまったら、働くことさえままならなくなってしまう。健康を失った上、収入も途絶えるわけで、いいことは何一つない。だから本当はダイエットしなければならない。

ところが、ご存じの通り、諸悪の根源とされる内臓脂肪を落とすためには、食生活の改善が不可欠。栄養バランスやカロリー

特定健康診査

いわゆる「メタボ検診」で、2008年4月から始まっている。40〜74歳の医療保険加入者（妊婦などを除く）が対象で、次のような診察や検査が実施される。

・問診（生活習慣や行動習慣など）
・理学的検査（身体診察）
・身体計測（身長、体重、腹囲、肥満度、BMI）
・血圧測定
・血液検査（中性脂肪、HDLコレステロール、LDLコレステロール、GOT、GPT、γ-GTP、血糖値、ヘモグロビンA1c）
・尿検査（尿糖、尿タンパク）

のことを考えて1日3食とることは、日々、仕事に追われる人間にとっては、容易なことではない。残業などで帰宅が深夜ともなれば、「夜遅い食事は体によくない」と分かっていても、やはり何かおなかに入れたくなる。

やはり、内臓脂肪を落とすことはできないのだろうか――。

「あきらめるのはまだ早い。単純な理論だけしっかり理解していただければ、気楽に中年太りを解消することができます」

こう話すのは、お茶の水整形外科・機能リハビリテーションクリニック院長の銅冶英雄医師（腰痛にも登場）。整形外科医である同氏は、あるダイエット法を自ら考案し、実践。半年で65kgから51kgと14kgの減量に成功し、肥満度を測るBMIを24・5から19・2に減らした。しかも、この状態を維持できているという。

その気になるダイエット法とは、ずばり**「炭水化物抜きダイエット」**。**米やパン、あるいは麺類などの主食を一切食べない代わりに、肉や魚、卵などのタンパク質を、あまりカロリーを気にせずに食べるという方法だ。**

「私はこのダイエットを4年間続けていますが、食事にボリューム感があり、毎回、

表　平成20年度　特定健康診査・特定保健指導の実施状況

全体的事項	特定健康診査対象者数	51,919,920 人
	特定健康診査受診者数	19,870,439 人
	特定健康診査実施率	38.3%
特定保健指導に関する事項	特定保健指導の対象者数	3,942,621 人
	特定保健指導の対象者の割合	19.8%
	特定保健指導の終了者数	307,847 人
	特定保健指導の終了者の割合（特定保健指導実施率）	7.8%

※被用者保険の保険者のみ計上

特定保健指導

特定健康診査の結果から、生活習慣病の発症リスクが高く、生活習慣の改善で予防が期待できる人に、生活習慣を見直すサポートを行うもの。リスクの程度に応じて、「動機付け支援」と「積極的支援」があり、手法が異なる。いずれも初回面接では、医師や保健師、管理栄養士が、対象者とともに、減量や運動などの個別の行動目標と、達成するための行動計画を作成。目標達成に向けた支援を実施する。

BMI

ボディマスインデックス（体格指数）といい、国際的に有名な肥満度を示す計算方法。「体重（kg）÷身長（m）の2乗」で計算され、18・5以上25未満が正常範囲とされている。

食後の満足感は得られているので、全然、つらくないですね。血液検査の結果、血糖値が少し低くなっていますが、日常生活においてとくに支障はなく、日々の仕事も普通にこなしています。むしろ今まであった食後の眠気がなくなって、仕事の能率は上がっているかもしれません」

と、銅冶医師は笑顔で語る。

新常識2 糖質をとらなくても脳のはたらきは十分保たれる

炭水化物抜きダイエットの理論は単純だ。

炭水化物は糖質（ブドウ糖）と食物繊維から作られている。この糖質は主にエネルギー源として利用される一方、余った分は脂肪細胞に蓄積され、肥満の原因となる。意外だが、食べ物の脂肪だけでなく、炭水化物も脂肪に変わるのだ。

「とくに現代のように消費エネルギーが少ない生活スタイルで、毎食、主食である炭水化物を中心に食べていれば、糖質は余剰となり、脂肪に変わりやすい。だから減量したいのであれば、炭水化物を抜くのが有効なのです」（銅冶医師）

しかし、炭水化物は三大栄養素の一つであり、エネルギーのもとになる人間にとって大事な栄養素ではなかっただろうか。この疑問について、銅冶医師は次のように説明する。

「実は炭水化物は、人間が体内で合成できないタンパク質や脂質、ビタミン、ミネラルなどの必須栄養素ではありません。つまり、人間には必ずしも必要ではない栄養素といえます。この方法なら炭水化物でおなかをいっぱいにしない分、肉や魚、豆腐、野菜などを食べる量が増え、必須栄養素をしっかりとることができるため、むしろ好ましいのです」

では、脳は糖質を栄養源としているといわれているが、この点はどうか。

「脳は、糖質だけでなく脂肪が分解された

三大栄養素
炭水化物のほかに、タンパク質、脂質がある。ちなみに五大栄養素もあり、その場合は三大栄養素にビタミン、ミネラルが加わる。

必須栄養素
人間が体内で合成できないために食事からとる必要がある栄養素。タンパク質、脂質、ビタミン、ミネラルから成る。

ケトン体
脂肪が分解されてできる物質。筋肉や脳、そのほかさまざまな臓器でエネルギー源として利用されており、脂肪の再合成の材料にもなっている。

糖新生
脂肪やタンパク質など、糖質以外の物質からブドウ糖を作る過程のこと。この糖新生は肝臓で行われる。

ときにできる『ケトン体』もエネルギー源として利用することができます。ケトン体が十分にあれば脳のはたらきに問題が出ることはありません。それと、実はもう一つ赤血球も糖質をエネルギー源としているのですが、糖新生などの機序《きじょ》によって、糖質は体内で作られますので、食事で炭水化物をとる必要はないのです」（銅冶医師）

また、血糖値が高めと指摘された人にもこの方法はよいという。糖質をとると急激に血糖値が上がり、動脈硬化を促進したり、糖尿病の原因になったりするおそれがある。しかし、糖質をとらなければ、血糖値の上昇はゆるやかになるため、こうしたリスクは減るとされるためだ。

さらに銅冶医師によると、炭水化物抜きダイエットは減量だけでなく、関節や筋肉を健康にするという点からも、勧められるそうだ。タンパク質は筋肉や靭帯など、体の構成要素であるアミノ酸から構成されている。食事でアミノ酸の供給が増えることで、筋肉を増強し、関節を補強することができるという。

この方法は米好き、麺好きにはつらいかもしれないが、食事の量を制限しなくてすむ、おなかを空かせる苦痛がない、そして何より「堂々と肉を食べられる」という利点もある。朝や昼ぐらいは米を食べたいという人は、まずは夕食だけ炭水化物抜きダイエットを試してはどうだろうか。

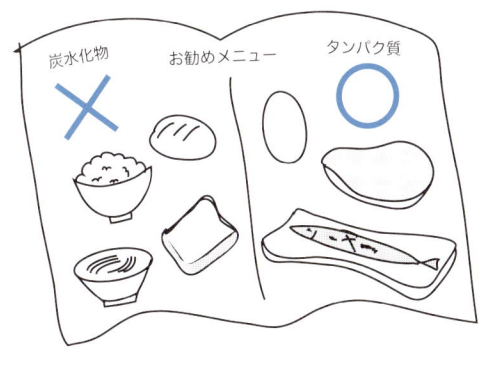

血糖値の上昇

糖質は体に吸収されると2時間以内にほぼ100％血糖に変わるが、タンパク質と脂質はほとんど血糖値を上昇させない。

急激に血糖値が上がると、膵《すい》臓《ぞう》からインスリンが大量分泌される。これがくり返されると、体脂肪が溜まりやすくなるほか、膵臓のインスリンの分泌能力が低下して糖が血液中に慢性的に残ることで肥満や糖尿病の原因となる。急激な血糖値の上昇と下降をくり返すと、細胞が傷つきやすいことも動物実験レベルでは分かっている。

重症なら余命半年!? いま注目の閉塞性動脈硬化症とは?

動脈硬化がもたらす病気といえば脳卒中や心筋梗塞を思い浮かべがちだが、血管は全身にあるということを忘れてはいないだろうか。

当然ながら、血管が硬くなり、つまるという病態は全身にもおよぶ。足や手などにある末梢の血管が動脈硬化の影響を受けた状態が、閉塞性動脈硬化症（ASO）だ。国際的には末梢動脈疾患（PAD）と呼ばれている。女性より男性によく見られる病気だ。

症状は初めは足が冷たいと感じる程度だが、次第に一定の距離を歩くと痛くなったりしびれが出たりして、歩けなくなる間欠性《かんけつせい》跛行《はこう》（イラスト参照）が起こる。重症になると、足指が黒く変色し、じっとしていても足が痛くなる。やがて靴擦れや爪の切りすぎなどでできた小さな傷が治らなくなり、潰《かい》瘍《よう》や壊疽《えそ》といった重症下肢虚血が起こってくる。

このASOを血管の専門家は「足に出た全身の血管病」と捉え、重視している。というのも、実は重症化して重症下肢虚血になった患者の2年生存率が、5割程度ときわめて低いことが分かったためだ。間欠性跛行でも5年で3割程度の予後しかない。

ASOに対する血管内治療では全国有数の症例数を持つ小倉記念病院循環器内科の横井宏佳医師（同科部長）は、ASOの怖さについてこう話す。

「ASOが重症化して壊疽が進めば、足を切断しなければなりません。たとえそこまで進行しなくても、ASOで足が痛くなったり、歩けなくなったりすると、血管の内側にある内皮細胞の機能が落ちてきて、プラーク（血管内皮の内側が動脈硬化で膨らんだ状態）がはがれやすくなります。つまり、それだけ心筋梗塞や脳卒中などが起こりやすい状態になってしまうのです」

ASOの危険因子は、高齢、喫煙、糖尿病、肥満など。禁煙はもちろん、食べ物にも気をつかい、定期的に運動することが大切だ。また糖尿病があると痛みを感じにくく、重症下肢虚血が進行しやすいので、血糖値のコントロールも忘れてはならない。

そして、ASOでも「早期発見、早期治療」が大切だ。足に何らかの違和感を覚えたら「もう年だから……」と考えず、すぐに検査を受けたほうがいい。その場合、皮膚科や整形外科に行くのが一般的だが、その際、各科の専門的な病気の検査だけでなく、ABI（足関節上腕血圧比）というASOを診断できる検査を必ず受けよう。これは腕と足の血圧の比をみる検査で、ここから足の血流状態が推測できる。

治療は、早期なら生活習慣の改善と薬物治療だけですむが、間欠性跛行や重症下肢虚血があるときは、血流を戻す血行再建術が必要となる。現在行われている血行再建術は、つまった血管の代わりに別の血管をつなぐ「バイパス手術」や、血管内にカテーテルという細い管を入れて血管を広げる「血管内治療（写真参照）」などだ。後者はバルーンで血管を広げる方法と、ステント（網状の筒）で広げた血管を補強する方法がある。最近は傷が小さい、社会復帰が早いなどという理由から、世界的に血管内治療を希望する患者が増えているようだ。

「バルーンだけだと再狭窄が起こりやすいのですが、血流が再開している間にしっかりとリハビリをしてもらい、生活習慣を見直すことでＡＳＯの再発予防ができます。またこれは心筋梗塞や脳卒中の発症予防にもつながります。実際、私たちの指導通りにリハビリをされている方は、血管の内皮細胞の機能が戻って、心筋梗塞になりにくくなっています」（横井医師）

横井医師が勧めるリハビリはウォーキングで、次のような運動頻度・強度を目安にしているそうだ。

・1日30分以上
・2日に1回
・額に汗がにじむぐらい、あるいは少しきつく感じるぐらいの運動（心拍数は100〜110）

「運動は、血管内治療を受けた患者さんだけでなく、早期の患者さんや予備軍の人も必要です。“Legs for Life”。健康で長生きするためにも、足を使うことが大切なのです」（横井医師）

写真　治療前と治療後の足の動脈

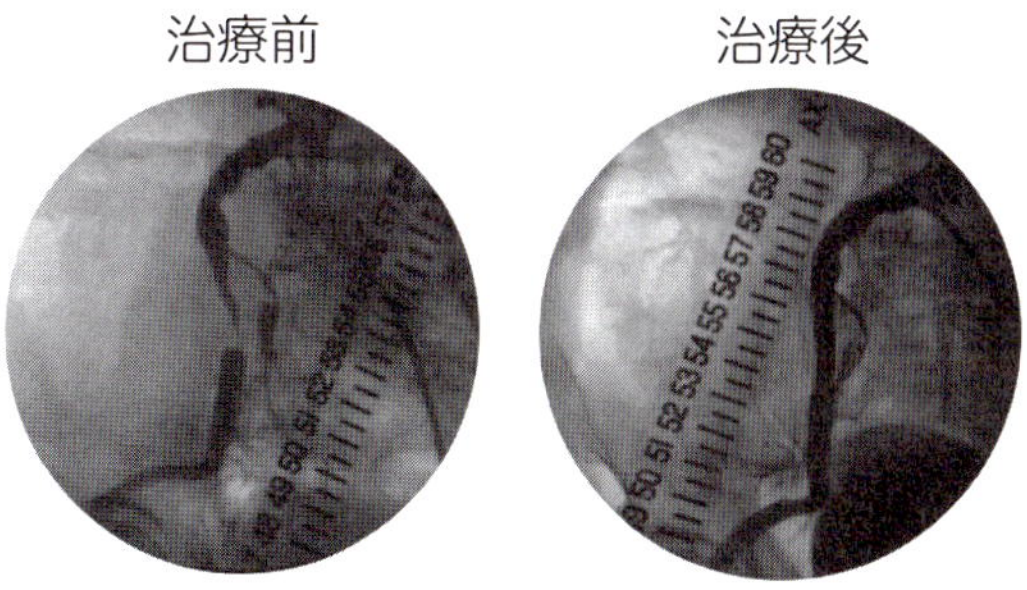
治療前
治療後

イラスト　間欠性跛行の症状

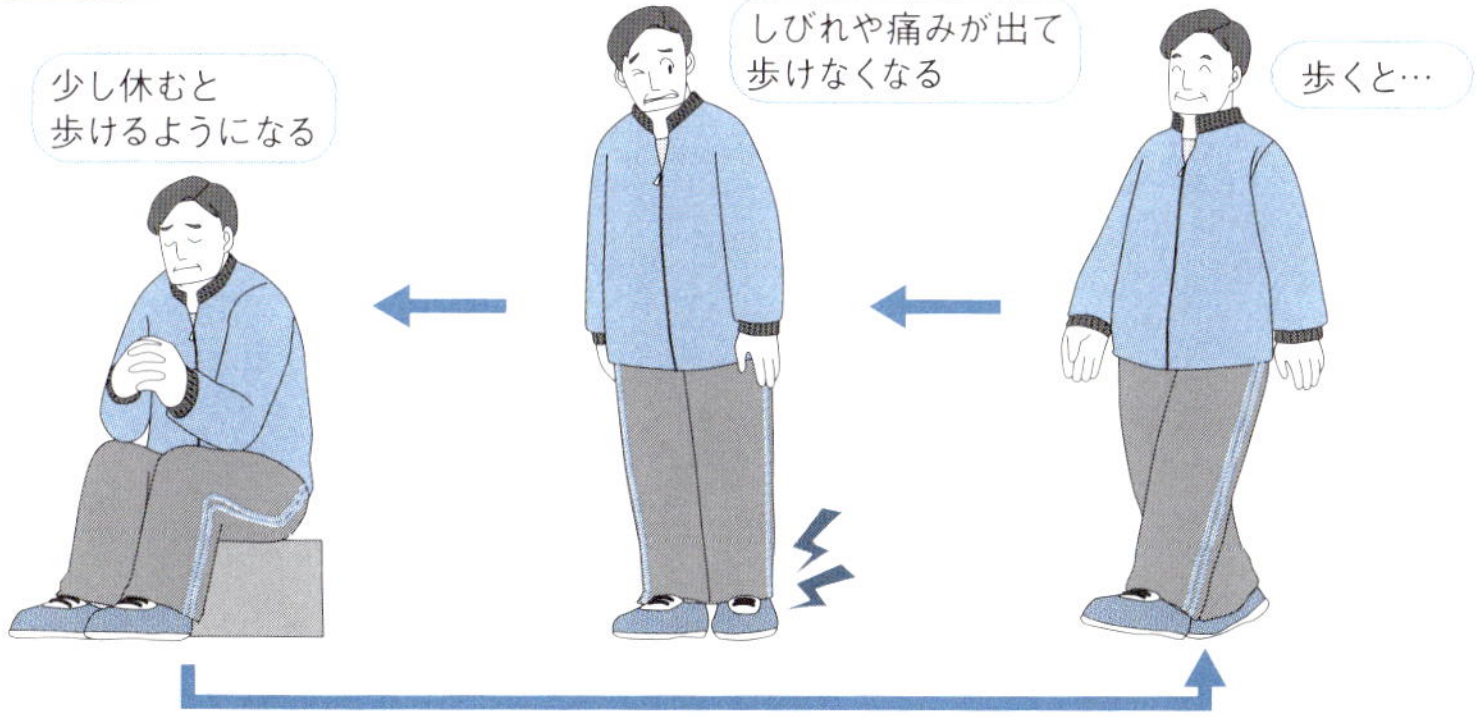
歩くと…
しびれや痛みが出て
歩けなくなる
少し休むと
歩けるようになる

オトコの生活習慣病 17 高血圧

「死に至る病」の予防は食生活の改善から

厚生労働省「2009年人口動態統計」によると、日本人の死因のトップ3はがん・心臓病・脳卒中だが、高血圧はこのうちの2つ、心臓病と脳卒中の発症に大きな関連がある。死に至る恐ろしい病気を未然に防ぐためにも、日頃からきちんとした血圧管理が求められるわけだが、高血圧の発症には、日常生活の過ごし方が大きく影響することをご存じだろうか。

新常識1 30~40代の不摂生が50代以降の健康に大きく影響する

国内に約4000万人の患者がいる（2006年「国民健康・栄養調査」）といわれる国民病、高血圧の予防法について、埼玉医科大学病院腎臓内科診療科長の鈴木洋《ひろ》通《みち》医師に話を聞いた。

血圧とは、血液が血管の中を通るときに、血管壁にかかる圧力のこと。では高血圧とはどのような状態を指すのだろうか。

血圧には2つの数値があるのはご存じの通りだ。血管に最も圧力がかかるのは、心臓が縮んで血液を押し出すとき。これを「最高血圧／収縮期血圧」という。一方、圧力が最も弱まるのは逆に心臓が広がるときで、これを「最低血圧／拡張期血圧」という。この値がどちらか一方でも高ければ高血圧となる。

高血圧の診断基準は、医療機関で測る場合は「最高血圧140㎜Hg以上、最低血圧90㎜Hg以上」。家庭で測る場合はこれより5㎜Hgずつ低くなる。

高血圧の状態が長く続くと心臓に血液を送る動脈や心臓に大きな負担をかけ、脳卒

脳卒中
脳の血管が詰まったり破れたりすることで、脳細胞に血液が送られなくなり、細胞が死滅する病気。脳出血、脳梗塞《こうそく》、くも膜下出血などのタイプがある。

狭心症
動脈硬化などにより、心臓の筋肉に十分な血流や酸素が供給されなくなることによって、胸の痛みや圧迫感などが起きる病気。

心筋梗塞
心臓に酸素や栄養を送っている冠動脈が何らかの原因で詰まり、血流が減少したり止まったりする病気。これにより、心筋の細胞が酸素の供給を受けられなくなり、壊《え》死《し》する。

中や狭心症、心筋梗塞といった命に関わる病気につながることもある。だが、自覚症状がないため、気づいたときには病状がかなり進んでいることが多い。高血圧がサイレント・キラー（沈黙の殺し屋）といわれるゆえんである。

では、私たちはこうした病気を防ぐために、高血圧をどのように予防すればよいのだろうか。

鈴木医師は、男性の高血圧の危険因子として肥満や脂質異常症、喫煙などを挙げ、さらに「早い人はすでに30代から徐々に上がり始めるので、徴候を早く捉えることが大切」と指摘。早めの対策を勧める。

「20代はどんな生活をしていてもまず大丈夫でしょう。大切なのは、30代〜40代をどう過ごすかということです。この年代の生活習慣の影響が、50代〜60代になってから体に現れてくるのです」

世間で30代〜40代の男性といえば、自分の体のことになど見向きもせず、モーレツに仕事をこなしている世代である。この時期に高血圧を引き金にさまざまな生活習慣病が誘発される一種のパターンが形成されてしまう。つまり、30代にして既に未病の状態にあるのだ。

「ですから、特定健康診査を最も受けるべきは30代だと考えています」（鈴木医師）

老後に安心した生活を送りたければ、30代から定期的に健診を受けるなどして体のケアに気を配るべきかもしれない。

新常識2 塩を制するものは報われる

では、高血圧を防ぐためにはどんな生活を心がければいいのだろうか。

高血圧の最大の敵は塩である。5年ごとに改訂される厚生労働省の「日本人の食事摂取基準」の2010年版では、1日の食塩摂取量の目標が、男性は10gから9gへ、女性は8gから7・5g未満へとそれぞれ変更され、さらなる減塩が求められること

サイレント・キラー
症状が現れないまま体を侵していき、致命的な合併症をもたらす病気のこと。
進行が10〜15年と非常に遅いことも、高血圧がサイレント・キラーといわれる理由の一つ。治療を始めてもすぐに治る場合ばかりではないので、焦らずゆっくり治療する必要がある。

脂質異常症
113ページ脚注参照。

未病
元来は漢方医学の用語で、病気ではないが、健康でもない、「病気の一歩手前」の状態のこと。

特定健康診査
122ページ脚注参照。

となった。さらに、これが高血圧患者になると、「１日６ｇ未満」といっそう厳しいものになる（日本高血圧学会「高血圧治療ガイドライン」２００９年版）。

　男性は外食が多く、塩分を多く摂取しがちだ。メニューを選ぶ際に塩分を意識するだけでも塩分摂取量はかなり違ってくるだろう（１３１ページコラム参照）。

　同時に、必須ミネラルの一つ、カリウムには、体内の余分な塩分を体外へ排出して血圧を下げるはたらきがあるため、カリウムや食物繊維を含んだ野菜やくだもの、豆類などを通じて積極的にとるようにしたい（イラスト参照）。

　また、「家族に育ちざかりの小・中・高生がいる場合にも注意が必要」と鈴木医師。子どもはファストフードなど、塩分が多い食べ物を好む傾向にある。食事の内容を子どもに合わせていると、「家族性高血圧」ともいうべき状態に陥る危険性がある。

　飲酒も血圧を上げる。日本酒なら１合、ビールなら中ビン１本程度を基準に、過度の飲酒は控えよう。また、連日の飲酒も血圧上昇の原因になるので、ときどき休肝日を作るなどして、飲酒量を調整したい。

　生活習慣の改善は、予防だけでなく治療の際も不可欠。軽い高血圧なら、降圧薬を使わなくても生活習慣の改善だけで正常値まで下げることができる。一朝一夕に変えられるものではないだけに、普段から十分に意識しておきたいものだ。

イラスト 食物繊維やカリウムの多い食べもの

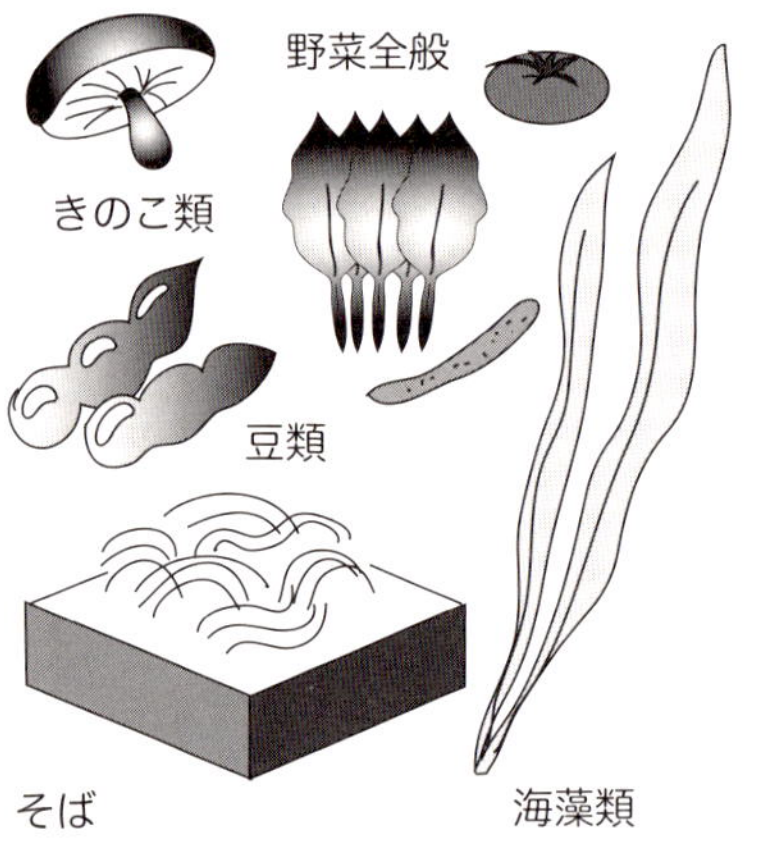

カリウムの多い食品

①野菜　パセリ、ホウレンソウ、春菊、トウガラシ、ニンニクなど
②くだもの　バナナ、りんご、キウイフルーツなど
③芋・豆類　きな粉、納豆、サトイモなど
④海藻　コンブ、ヒジキ、ワカメ、ノリなど

降圧薬

　よく使われる降圧薬には次のようなものがある。
①利尿薬　血圧上昇の原因である塩分（ナトリウム）と水分を尿として排出することで、血管を拡張して血圧を下げる。
②アンジオテンシンⅡ受容体拮抗薬（ＡＲＢ）・アンジオテンシン変換酵素阻害薬（ＡＣＥ阻害薬）
　血圧を上昇させるアンジオテンシンⅡの産生やはたらきを抑えることで血圧を下げる。
③カルシウム拮抗薬　血管壁の細胞へのカルシウムの流入を妨げ、血管を拡張させて血圧を下げる。
④ベータ遮断薬　交感神経の受容体の一つであるベータ受容体の作用を遮断する。心拍数を抑え、血圧を下げるはたらきがある。

COLUMN

知っておきたい 血圧を上げない居酒屋食とは？

血圧を上げる原因の一つが、塩分であることは周知の通りだ。

とくに男性で気を付けたいのは、居酒屋などでの食事だ。越谷ハートフルクリニックで患者向けに栄養指導を行う管理栄養士の中村陽子さん（痛風にも登場）は、こう注意を促す。

「居酒屋のメニューの多くはお酒のおつまみを前提にしているため味付けが濃いめ。〝低カロリーだけど高塩分〟というものも少なくありません。ヘルシーだと思って選んでも、結局、高塩分になってしまう可能性があるのです」

実際、誤りやすい料理として中村さんが挙げるのは、ノンオイル青じそドレッシングを使った和風サラダ、アサリの酒蒸し、おでんなどだ。

例えば大さじ1杯分の塩分は青じそドレッシングでは1・1g。マヨネーズの0・3gの約4倍だ。おでんも味がしみておいしい大根は1つ1g、ちくわやはんぺん、さつま揚げなどの練り製品も0・5～1gと高塩分だ。反対にフライドポテトや鳥の唐揚げは思ったよりも低塩分。ただ、ケチャップを付けると大さじ1杯で＋0・6gになってしまうので要注意。

メニューが豊富な居酒屋では、どんな料理がよく、何が悪いかを覚えるよりも、塩分を減らせる調理の仕方や食べ方を知っておいたほうがラクだ。

まず、刺身や冷や奴、ざるそばなど、自分で調味する（しょうゆや塩をかける、つけるなど）料理は塩分量を自分で調整できるのでお勧め。

反対に味が染みこんでいるもの、塩に漬け込んだ塩蔵品（スモークサーモンや生ハムなど）は、塩分量が比較的多いので、食べるときはなるべく量を減らし、汁は飲まない。アサリの酒蒸しも汁を残せばセーフだ。

そのほか、しょうゆの代わりにだし汁やポン酢を使ったり、塩の代わりにこしょうや七味唐辛子などの香辛料をかけたりすることでも、塩分は減らせる（イラスト参照）。また、こういう工夫により塩分が少ないことで感じる物足りなさも防ぐことができる。

「それでも、塩分をとりすぎる可能性がありますので、体内のナトリウムを排出する作用のある食物繊維やカリウムが多く含まれている食品（右ページのイラスト参照）も必ず一緒にとりましょう」（中村さん）

イラスト 塩分を減らす工夫

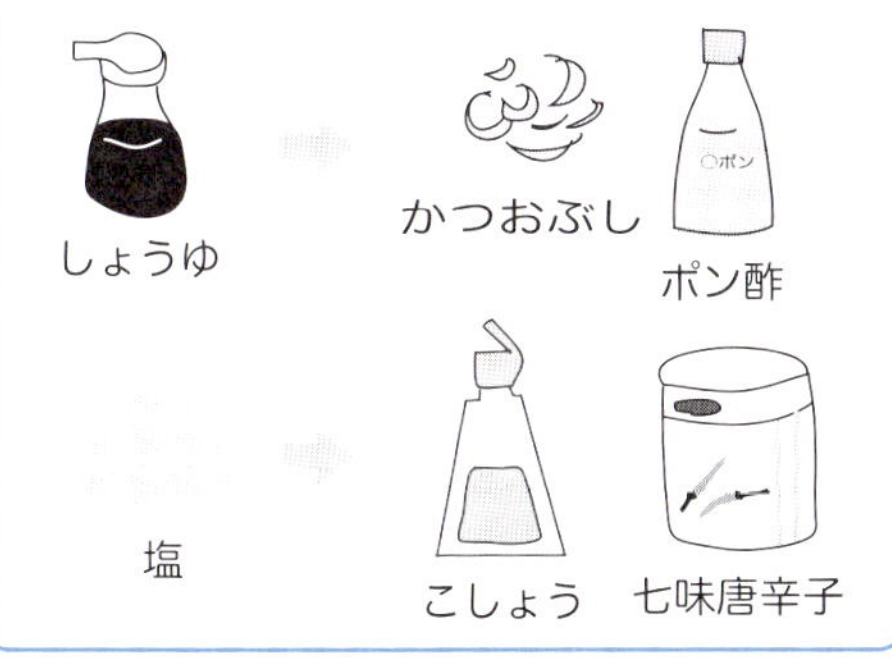

生活習慣の改善が予防のカギになる

40代といえば、人生の折り返し点。世間から「中年」と呼ばれるようになり、体力の低下や体の変化に否応なく気づかされる年代でもある。

同時に、老後のライフプランを考え始めるのもこの頃かもしれない。その際に大きな問題になるのは健康だ。健康に不安があると、生き生きした老後の生活にも黄信号が灯る。

老後の健康を考える上で、がんや生活習慣病などと共に、もう一つ気にかかる病気が認知症である。認知症になると、自分だけでなく、家族や周りの人たちにも大きな負担をかけてしまう。

「できれば、周りに迷惑をかけることなく天寿を全うしたい」と願う多くの人たちのために、認知症ともの忘れの違いや、最新の研究に基づく予防法を専門家に聞いた。

新常識1 「単なるもの忘れ」と認知症はまったく違う

人間、誰しも年をとればもの忘れの1つや2つは身に覚えがあるはずだ。テレビで見た有名人の名前や、感動した映画のタイトルがなかなか思い出せず、「そろそろ私もぼけてきたのかな……」などと不安に思うこともあるのではないだろうか。

しかし、単なる老化現象としてのもの忘れと、認知症によるもの忘れには決定的な違いがある。筑波大学付属病院精神神経科教授の朝田隆医師はその違いをこう指摘する。

「例えば、喫茶店で人に会ったとしましょう。そのときにどんなことを話したのか、

認知症

後天的に認知機能が低下することで、生活に障害をきたしている状態のこと。

種類や原因となる病気にはさまざまなものがあるが、アルツハイマー型認知症、脳血管性認知症、レビー小体型認知症の3つが、患者数の多さから「三大認知症」と呼ばれている。

また、慢性硬膜下血腫（頭蓋《ずがい》骨《こつ》の内側の硬膜とくも膜の間に血が溜まり、脳を圧迫する病気）や、甲状腺機能低下症（甲状腺ホルモンの分泌が低下して起こる病気）、特発性正常圧水頭症（137ページコラム参照）などのように、早期受診すれば治せる認知症もある。

何を飲んだのかといった、具体的なことを忘れるのは老化に伴うもの忘れで、しかたのないことです。早い人なら、40代ぐらいから始まります。**ところが、喫茶店に行って、人と会ったこと自体を覚えていないようなら、たとえそれがたった1度だとしても、病的なもの忘れを疑わざるをえません**」

さらに、こうしたもの忘れの頻度が徐々に増えていくのが、認知症による記憶障害の特徴だ。

「最初は半年に1度くらいで『あのときは調子が悪かったから』『病み上がりだったから』などといっていても、月に1回、半月に1回……と頻度が増え、やがてはほぼ毎日になる。こうした進行の経過は、認知症を診断する際にひとつの目安になります」(朝田医師)

新常識2 アルツハイマー型は軽度のうちに治療を始めれば進行を抑制できる

日本における認知症の代表格、アルツハイマー型認知症は、比較的初期のうちから記憶障害が起こる。初めは最近の出来事を忘れてしまう程度の状態がしばらく続くが、時間が経つにつれて昔のことも思い出せなくなり、さらに、それが頻繁になっていく(イラスト1参照)。

病気がある程度進んできたとき(中等度)に起こりやすいのが見当識障害だ。日付や季節、場所などが分からなくなる。日付を数日間違えることは誰にでもあるが、見当識障害の場合は大幅に間違えるのが特徴で、ひどいときには今日の日付を聞くと「昭和20年の……」などと答えたりする。

さらに、重度になると、会話をすることや家族の顔を覚えていることもむずかしくなる。歩行障害などの身体的な症状も現れ、最終的には寝たきりの状態になる。家族や周りの人が「最近ちょっとおかしいな」と気づいたら、できるだけ早く精神科や神経内科、もの忘れ外来などを受診したほうがよい。早期発見できれば、患者が穏やかに

記憶障害
具体的には「同じことを言ったり聞いたりする」「しまい忘れ・置き忘れが目立つ」「蛇口やガス栓の締め忘れ」といった症状で気づくことが多い。これらの症状が増えてきたら要注意だ。

アルツハイマー型認知症
脳内の神経細胞が壊れた結果、脳が萎縮《いしゅく》し、知能の低下や人格の崩壊が起こる。日本ではもっとも患者数の多い認知症。東北大学大学院・高次機能障害学の森悦朗教授の調査によると、国内の患者数は現在、約１００万人。

暮らせるように、家族も受け入れ態勢をしっかり整えることができる。

アルツハイマー型認知症の特効薬と呼べるような治療薬はまだない。だが、認知症治療は日進月歩で進歩しており、薬で症状の進行をある程度遅らせることはできる。

ドネペジル（製品名アリセプト）は、中等度までに使用すれば、症状の進行を抑制する効果があることが分かっている。最近では、ガランタミン（製品名レミニール）やメマンチン（製品名メマリー）などの新薬も認可された。

新常識3 認知症を予防する「地中海式ダイエット」

「こうすればアルツハイマーにならない」という方法はまだ確立されていないものの、危険因子については徐々に明らかになりつつある。代表的なものは以下の通りだ。

①**加齢**（**75歳以上になると罹患率が急増**）
②**遺伝子**（**アポリポタンパクE4遺伝子を持つ人は、通常の3～4倍のリスクがある**）
③**頭部外傷**（**意識障害をともなうケガ**）
④**生活習慣病**（**高血圧、糖尿病、脂質異常症、メタボリックシンドロームなど**）

このうち最初の2点は努力しても避けられない。私たちができるのは、可能な限り

新薬
貼り薬のリバスチグミン（製品名イクセロンパッチ、リバスタッチパッチ）も近々承認される見通し（2011年2月現在）。背中や胸、腕などに1日1回貼ることで、成分のアセチルコリン分解酵素阻害剤が皮膚から体内に吸収され、アルツハイマー型認知症の進行を抑えるとされている。

イラスト1 アルツハイマー型認知症の進み方

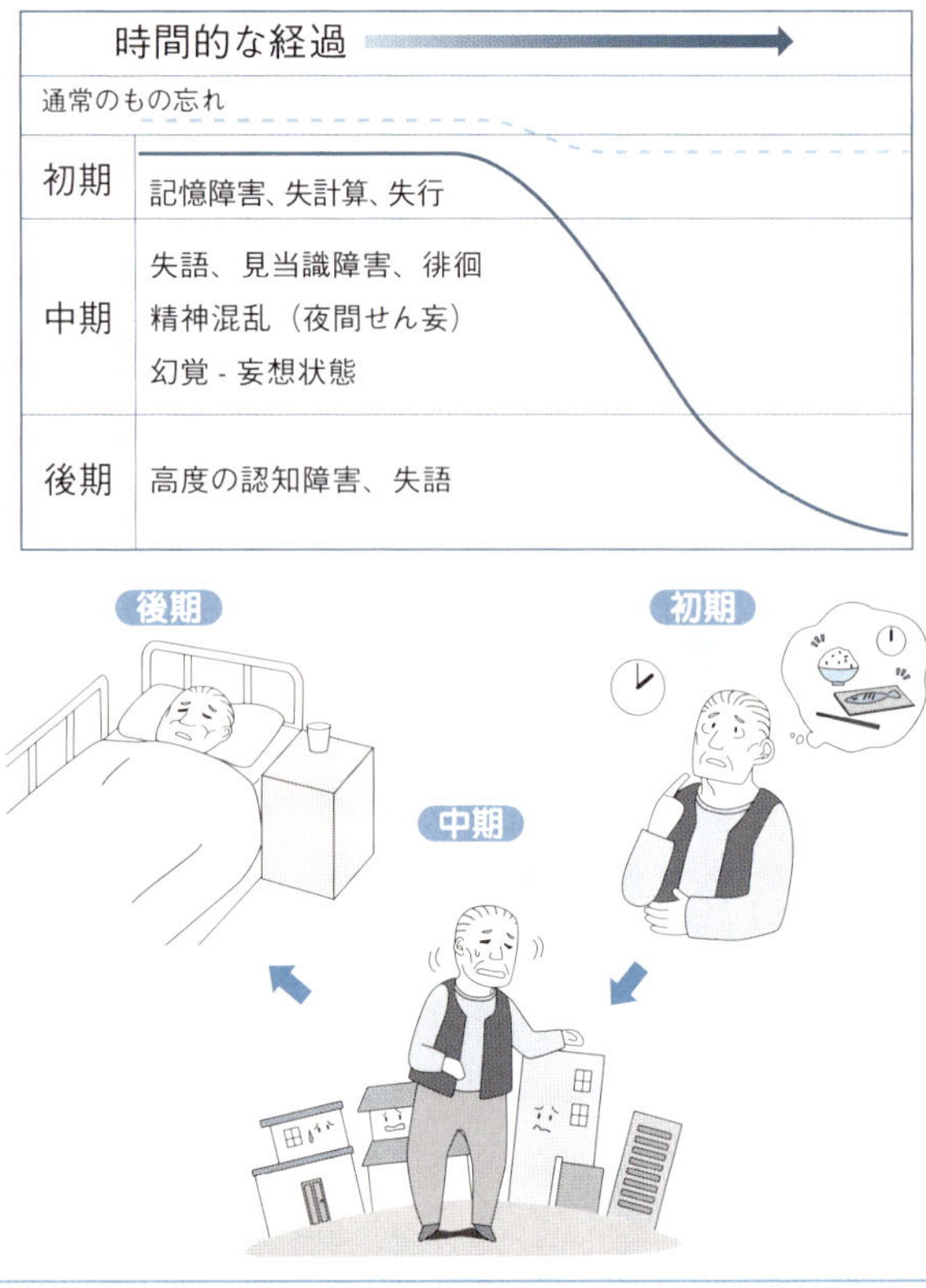

	時間的な経過 →
	通常のもの忘れ
初期	記憶障害、失計算、失行
中期	失語、見当識障害、徘徊 精神混乱（夜間せん妄） 幻覚・妄想状態
後期	高度の認知障害、失語

後期　初期　中期

生活習慣病を防ぐような生活を心がけることだ。もちろん、これらが脳梗塞や脳出血が原因で起こる「脳血管性認知症」の予防にもつながるのはいうまでもない。

最近では、特定の食品や栄養素の認知症予防効果についても数多くの研究がある。主なものをイラスト2に挙げた。

だがこれらに限らず、バランスのよい食生活を心がけたい。朝田医師は、「カギは〝地中海式ダイエット〟にある」と話す。

地中海式ダイエットは、地中海地方の伝統的な食習慣を取り入れたダイエット法だ。食べ物を抜くなど単なる減量法ではなく、健康に暮らすための食生活が提案され

イラスト2 認知症予防に効果があるとされる食品

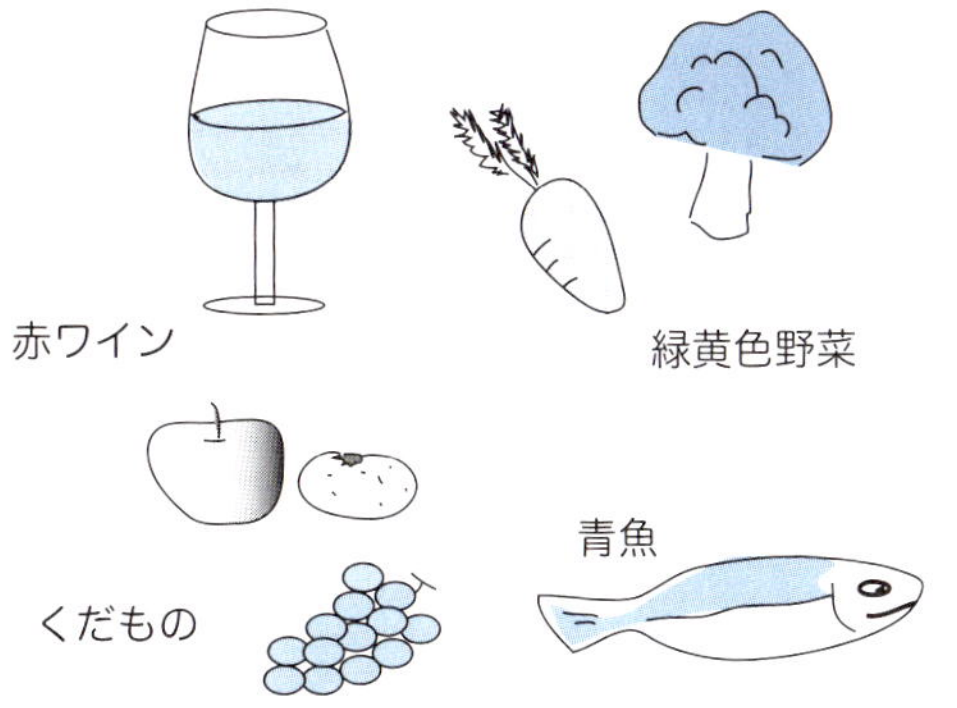

イラスト3 地中海式ダイエットのピラミッド

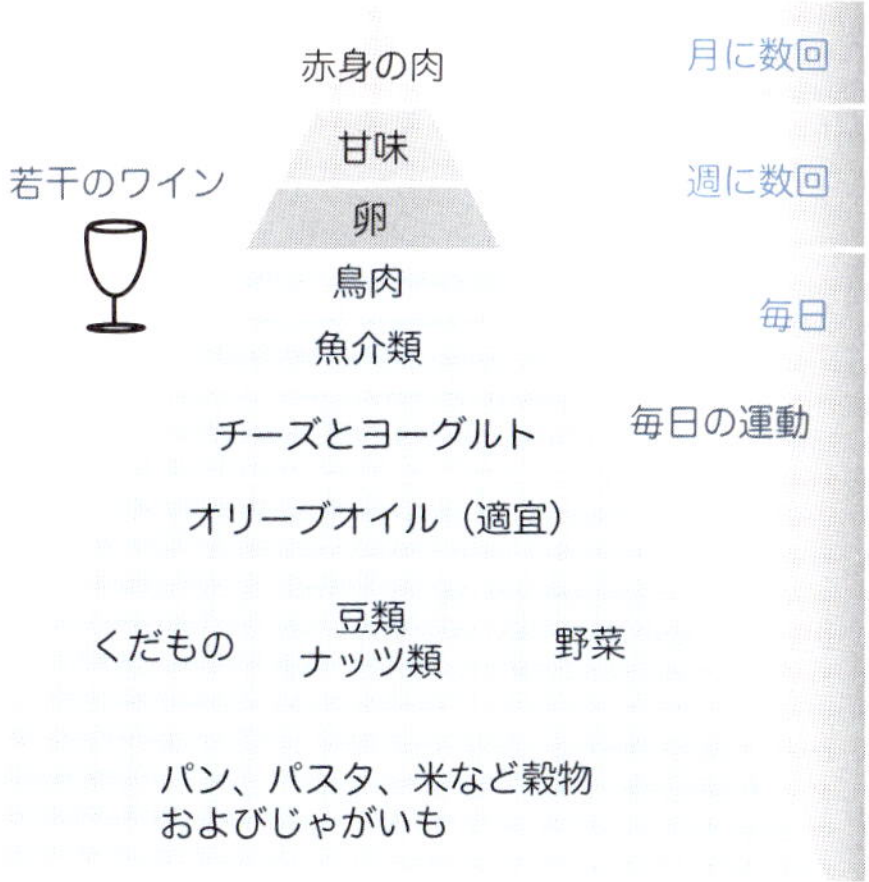

アポリポタンパクE4遺伝子

アポリポタンパクは脂質の代謝において重要なはたらきをするタンパク。なかでもアポリポタンパクE4遺伝子を持つ人はアルツハイマー型認知症の発症リスクが高いとして注目されている。

脳血管性認知症

脳梗塞や脳出血など、脳血管の障害によって起こる認知症。片側の手足にマヒやしびれが起きる、ろれつが回らなくなる、忘れっぽくなる、といった症状がみられる。こうした症状は発作後に急激に起こることが多い。

地中海式ダイエットの特徴

①オリーブオイルを多くとる
②穀物、豆類、野菜、くだものを多くとる
③魚介類を食べる
④甘いものはくだもの、はちみつでとる
⑤肉は赤身を、脂肪を除く調理法で
⑥低脂肪の乳製品を多くとる
⑦飲みすぎない程度に（1日1〜2杯）ワインを飲む

ている（イラスト３参照）。

　アメリカでは、地中海式ダイエット食が多い人は、少ない人に比べて、アルツハイマー型認知症の発症リスクが４割程度少ないという報告もある。

「動物性タンパクへの偏りを排しているため、品数が多い半面、カロリーが比較的少なく、バランスのよい食事ができます。とくに豆類がポイントではないでしょうか」（朝田医師）

新常識４　1日30分以内の昼寝がアルツハイマー型認知症の予防に

　朝田医師が行ったアルツハイマー型認知症の予防法に関する研究のなかでとくにユニークなのは、「１日30分以内の短い昼寝が、アルツハイマー型認知症の発症リスクを減らす可能性がある」というものだ。

　アルツハイマー型認知症の患者４０１人とその家族３０５人に、飲酒、喫煙、趣味の有無などの生活習慣を過去10年にさかのぼって回答してもらったところ、１日30分の昼寝をする習慣のある人は、していない人に比べ、アルツハイマー型認知症の発症リスクが５分の１に低下していた。

　さらに、アルツハイマー型認知症の発症リスクを高めるアポリポタンパクＥ４遺伝子を持つ人でも、昼寝によって発症リスクは10分の１にまで低下しているという。

「ポイントは30分以内という点です。浅い眠りには、脳をすっきりさせたり、もつれた記憶の糸を解きほぐして必要な記憶を固定化させたりする作用があります。電車の中でついうたた寝をしてしまい、気づいたら10分経っていた、というような眠り方が最も理想的です」（朝田医師）

　また、運動については、最新の研究では有酸素運動と無酸素運動を併せて行うのがよいとされている。散歩やジョギング、水泳などに、スクワットや腹筋などの軽い筋力トレーニングを組み合わせるといいだろう。

昼寝
時間の基準はあくまで1日30分程度。1時間以上眠ると効果はないという。起きる時間を目覚まし時計でセットする、横にならずにイスやソファで眠るなどの工夫が必要だ。

有酸素運動
１１４ページ脚注参照。

無酸素運動
１１４ページ脚注参照。

COLUMN

医者も知らない認知症!?「iNPH（特発性正常圧水頭症）」

認知症になると、自分だけでなく、家族にも大きな負担がかかることになる。「年をとってから周りに迷惑をかけたくない」。多くの方にとって、これは切実な願いではないだろうか。

アルツハイマー型認知症をはじめとした多くの認知症は、発症の原因については分からないことが多く、治療も対症療法的なものが中心だ。だが、なかには手術で治せるものもある。その一つが「特発性正常圧水頭症（以下、ｉＮＰＨ）」である。

ｉＮＰＨは、脳や脊髄の周りを流れる脳脊髄液がうまく流れず吸収も不十分で、脳室内に溜まってしまう病気だ。脳脊髄液が脳を内側から圧迫することで、次のような症状が起きる。

①歩行障害（歩き方が不安定。すり足で小刻みに歩く）

②認知症症状（もの忘れが多い。身の回りのことに対する興味や集中力がなくなる）

③尿失禁（トイレが近くなる。トイレがガマンできない）

２００９年に東北大学大学院・高次機能障害学の森悦朗教授が行った調査によると、ｉＮＰＨの患者数は国内に約31万人と推定されている。これは実に、認知症患者の1割以上にあたる膨大な数字だ。だが、医師でもこの病気の存在を知らない場合があり、適切な治療を受けていない患者はかなりの数に上ると考えられる。

診察では、ＭＲＩ（核磁気共鳴画像）などを使って脳の状態を確かめた後、ｉＮＰＨの疑いが強い場合は「髄液循環障害検査（髄液タップテスト）」を行う。腰椎に針を刺して脳脊髄液を30㎖前後抜き取り、症状が改善すれば手術の適応となる。

治療は最近、「Ｌ・Ｐシャント」という手術法が普及し始めている。腰を少しだけ切開してシリコン製チューブを挿し込み、腰椎から腹の空洞に向けて脳脊髄液が流れるバイパスを作る。わずか1時間ほどで行うことができ、患者の体にかかる負担も少ない。たいていの場合、手術の翌日にはもう足取りや話し方に改善が見られるという。

認知症は年のせいにしてしまいがちだが、なかにはｉＮＰＨのように治療により改善が見込める病気もあるということを覚えておきたい。

iNPH セルフチェックリスト

A
- □足が上げづらく、小刻みに少しずつ歩く
- □つまずきやすく、不意に転んでしまうことがある
- □少しガニ股で歩く

B
- □注意力・集中力を継続することが難しい
- □物事が覚えづらい
- □日頃習慣としていることや趣味をせずぼーっとしている

C
- □トイレが非常に近い
- □おしっこをガマンできる時間が短くなった
- □おしっこをもらしてしまうことが多くなった

※A～Cの各区分のうち２つ以上の区分にチェックが入っている場合は iNPH を発症している可能性が強く疑われる
※いずれか１つの区分だけの場合も iNPH を発症している可能性がある

禁煙できないのは「ニコチン依存症」だから

2010年10月に行われたタバコの値上げ。いいチャンスとばかりに禁煙を試みたものの、長く続かず、つい一服――。自身の意志の弱さを嘆いている諸氏も少なくないことだろう。

新常識1 禁煙は健康保険が使える

このタバコの値上げで大盛況だったのが、病院で行われる「禁煙治療」だ。2006年4月から健康保険の適用となっているが、「今度こそは！」と意気込む愛煙家がこぞって来院した結果、治療薬の生産が追いつかなくなり、一時期は治療に半年待ちの状態になっていたようだ。

しかし、その禁煙治療とは一体どういうものなのか。国立国際医療研究センター病院で、禁煙外来を実施している有岡宏子医師（当時。現在は聖路加国際病院一般内科医長）のもとを訪ねた。ここでは5年以上前から週に2回、禁煙外来が開かれている。

まずは、実際に禁煙外来の様子を見学させてもらった。

初めの受診者は50代の男性。1週間ほど前に禁煙を始め、今回が2度目の受診だという。有岡医師は男性に体調や禁煙経過などを軽く聞いた後、おもむろに楕円形の手のひらサイズの機器を手渡した。

「では、さっそく測ってみましょうね」

有岡医師が「うそ発見器」と呼ぶその装置を受け取った男性は、筒の部分をくわえ、20秒ほどかけて息を吹き込む（写真参照）。やがて、装置の液晶画面に数字が現れた。

「4」。

呼気中一酸化炭素濃度測定の様子

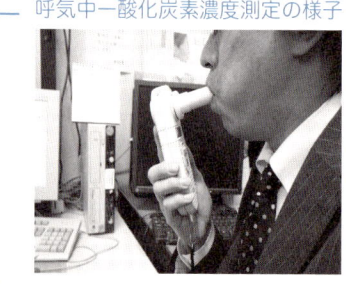

「よかったですね、正常です。ちゃんと禁煙できていますね」

と、笑顔の有岡医師。男性はホッとした表情を見せる。

実はこれ、「呼気中一酸化炭素濃度測定」をする検査機器だ。タバコの煙に含まれている有害物質の一つに一酸化炭素があるが、この濃度を測定することで、ここ数日間に喫煙したかが分かる。問診で「吸っていない」といっても、この検査を受ければ、事実が判明する。男性の1週間前の数値は10だったが、今回は4。禁煙がうまくいっている証拠だ。

この後、有岡医師は男性の禁煙補助剤（後述）の使用状況や副作用が出ているかどうかを確認し、2回目の外来は無事、終了となった。

同院の禁煙外来は、初診では、受診前に書き込んだ質問票（1日の喫煙本数や喫煙開始年齢、受診の理由、持病など）をもとに20分ほどかけて問診した後、先ほどの測定を行い、禁煙補助剤の使用についての説明をして、終わる。2回目以降も流れは変わらないが、問診が短くなる。また、初めのうちは毎週受診するが、禁煙が順調に進んでいると有岡医師が判断すれば、受診の間隔が開いていく。

実はこの禁煙治療、健康保険では**「3ヵ月で5回受診」という制約があるため、同外来では5回目までは保険診療、それ以降は自由診療だ。**この回数に関して、有岡医師は疑問を呈する。

「これまでの患者さんをみる限り、3ヵ月までの禁煙率ってかなり高いのですが、半年、1年後になると、その率がどんどん下がるんです。だから3ヵ月という期間ではなく、もっと長期的に健康保険でサポートする必要があると思っています」

新常識2 喫煙は「ニコチン依存症」という病気

喫煙者のなかには、禁煙に何度もチャレ

健康保険での制約

このほかにも、検査でニコチン依存症と診断される、喫煙指数（1日の喫煙本数×喫煙年数）が200以上になるなど、いくつかの診断基準を満たさないと、保険適用にならない。

禁煙率の低下

ちなみに、厚生労働省のデータによると、3ヵ月間の禁煙外来で禁煙を始めた人の成功率は、禁煙開始から6ヵ月後（治療終了後から3ヵ月）で56・8%、1年後（治療終了後から9ヵ月）で45・7%だった。

ンジして、そのたびに挫折したという経験を持つ人は多いのではないだろうか。それくらい、タバコはやめられないものだ。

あるメーカーが行った調査によると、禁煙を試みた喫煙者の52％が1ヵ月以内に禁煙を断念していた。また約70％の人が禁煙の成功要因に〝意志の強さ〟を挙げた。

しかしながら、禁煙を精神論で片付けるのは大いに問題だ。**なぜならタバコを吸うのはED（勃起障害）ならぬND――「ニコチン依存症」だからだ。禁煙できない人、禁煙に何度も失敗した人は、意志の弱さを責めずに「自分はニコチン依存症」という病気であることを認識し、病院で治そうという意識、感覚を持つことが大事である。**気になる人は、「簡易ニコチン依存度テスト」（図1参照）を用意してみたので、試しにやってみてはどうだろうか。

医療機関で行う禁煙治療では、タバコの害を知り、タバコを吸わない習慣を身につけることと同時に、ニコチンの中毒症状をとる治療を進めていく。

この治療には、ニコチンガムやパッチを使う「ニコチン代替療法」と飲み薬を使った方法とがある。ニコチン代替療法は、体に喫煙以外の方法でニコチンを入れることで、離脱症状を緩和する。ニコチン代替療

図1　簡易ニコチン依存度テスト

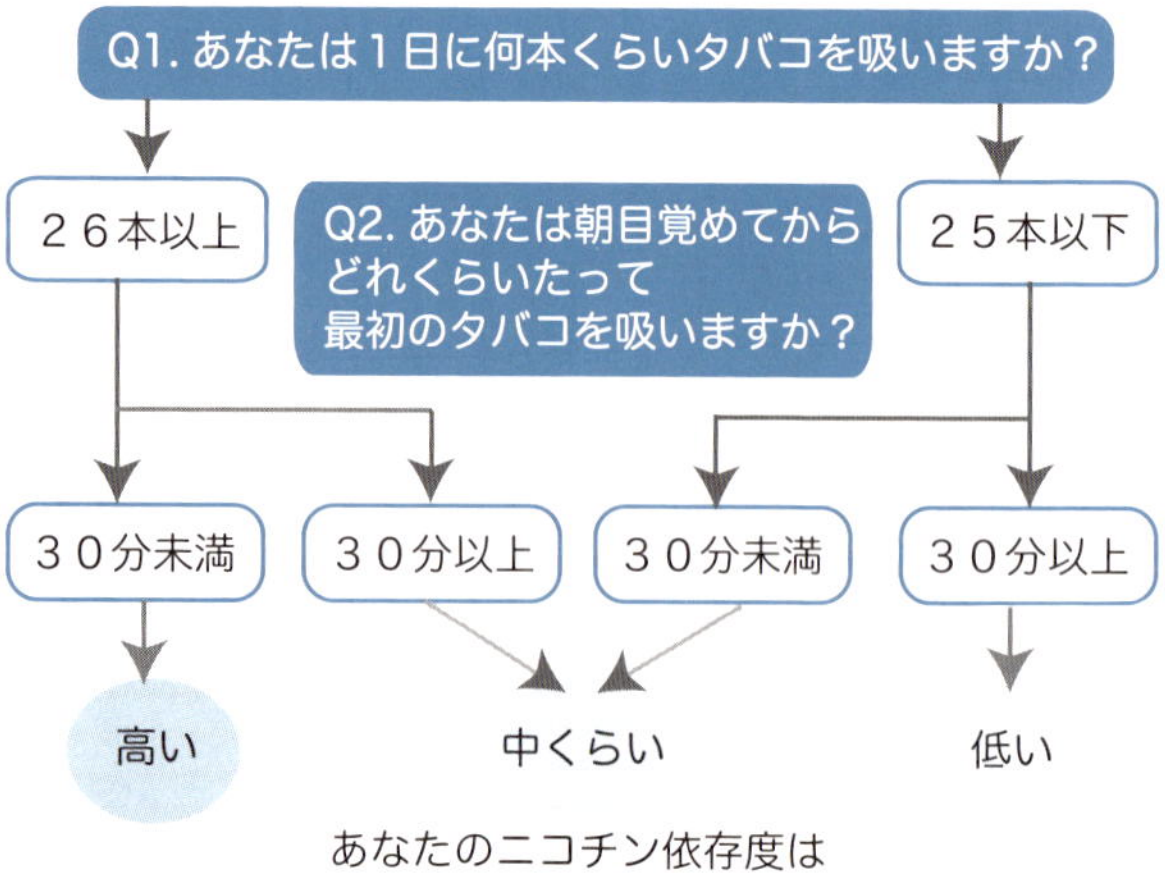
Q1. あなたは1日に何本くらいタバコを吸いますか？
26本以上
Q2. あなたは朝目覚めてから
どれくらいたって
最初のタバコを吸いますか？
25本以下
30分未満
30分以上
30分未満
30分以上
高い
中くらい
低い
あなたのニコチン依存度は

離脱症状

ニコチン中毒になっていた体内からニコチンが抜けるときに見られる症状で、一般的には禁煙を始めて3日以内にピークを迎える。だいたい1週間程度、長くても2～3週間で消失する。症状としては、次のようなものがある。

落ち着かない、怒り、不安、集中力の低下、イライラ、睡眠障害。

禁煙補助剤

ニコチンガムにはニコレット、ニコチネルガムタイプがある。いずれも医師の処方箋なしでも購入できる。ガム1個に2mgのニコチンが含まれ、徐々に吸収されるようになっている。

パッチはニコチネルTTSと、ニコチネルがある。後者は処方箋なしで購入可能。医師が使うものには3種類あり、市販されているものはステップ1、ステップ2の2種類ある。

法で使われるのは、ニコチンガムやパッチといった禁煙補助剤だ。有岡医師は血中濃度を一定に保ちやすい点から貼るタイプのパッチを使っている。

一方、飲み薬は2008年4月に承認されたバレニクリン（製品名チャンピックス）を用いる。この薬の成分が脳内のニコチン受容体と結合することで、ニコチン中毒を解消する。副作用に吐き気があるため、吐き気止めを併用することもある。

新常識3 根性で禁煙は大間違い 治療と周りの協力が大切

このように禁煙治療もかなり進歩している。有岡医師は上手にタバコをやめられるコツについて、こう話す。

「まずは医療機関で治療を受け、禁煙補助剤を正しく、しっかり使うこと。周りのサポートとモチベーションの維持も欠かせません。禁煙補助剤にはOTC（市販薬）の禁煙補助剤もありますが、1人より専門家のサポートがあったほうが続けられます。モチベーションの維持には、呼気中一酸化炭素濃度測定などが有用ですし、周りのサポートでは、家族や職場の仲間の協力が大事です。喫煙者がいれば一緒に禁煙するのが一番ですね」

そして、「吸いたい！」と思ったときは、次のような対処をするとよいそうだ。

①水や氷水、お湯を飲む
②2〜3回深呼吸をする
③シュガーレスやキシリトール入りのガムを噛んだり、アメをなめたりする
④歯磨き、うがいをする
⑤軽く体を動かす

「患者さんの多くは、『1分間吸うのをガマンできたら何とかなる』とおっしゃっています」（有岡医師）

新常識4 肺がつぶれるCOPDは究極のタバコ病

なぜそこまでして禁煙すべきなのか。そ

OTC
「オーバー・ザ・カウンター・ドラッグ(Over The Counter Drug)」の略。医師の処方箋がなくても、薬局などで購入できる一般用の医薬品のこと。

シュガーレスやキシリトール入り
一般的なガムやアメにもカロリーがあるため、禁煙のためとはいえ、口にする量が増えるとカロリーオーバーにつながる可能性がある。当然、むし歯になるリスクも高まる。シュガーレスやキシリトール入りのものであれば、カロリーも抑えられ、むし歯のリスクもそれほど高くならないため、こうしたものを有岡医師は勧めることが多い。

図2　タバコのリスク（死亡率）

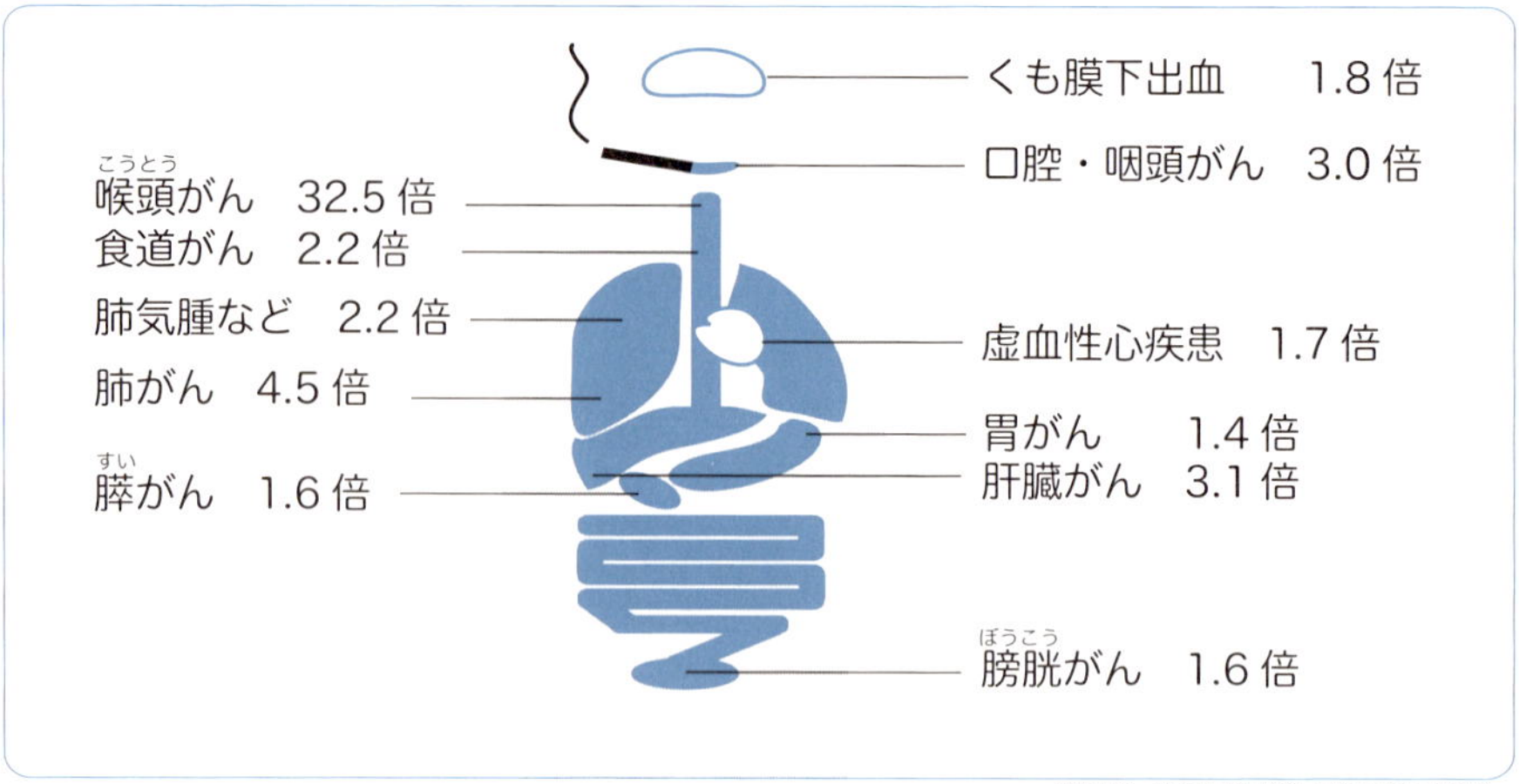

（平山雄　病態生理 7(9) ,695-705,1988）

れはいうまでもなく、喫煙のリスクは甚大だからだ。肺がんや喉頭・咽頭がんはもちろん、胃・十二指腸潰瘍《かいよう》など、タバコによってリスクが高まる病気は、枚挙にいとまがない（図2参照）。

なかでも、あまり知られていないのは、「タバコ病」とも呼べる、COPD（Chronic Obstructive Pulmonary Disease：慢性閉塞性肺疾患）という病気の怖さだろう。

COPDとは、気道が狭く硬くなったり、空気を取り込む肺胞という肺組織が破壊されたりする病気だ。これにより、日常的に呼吸をするのが困難になる。このほかにも、慢性的に咳が続いたり、体を動かしたときに息切れがするといった症状が出る。昔は肺気腫、慢性気管支炎と呼ばれていたが、いまはこれを一つにまとめてCOPDと呼ぶようになった。COPDになりやすい人、なりにくい人がいるが、一般的には喫煙指数（1日に吸う本数×喫煙年数）が400～600で発症することが多い。800で

表　禁煙の効果（一例）

20分後	8時間後	1日後	2日後	2～4日後	4日後
血圧や脈拍、手の温度が正常近くまで回復する	血中の一酸化炭素レベルが正常域に戻り、運動能力が回復する	心臓発作の確率が下がる	においと味の感覚が復活し始める	ニコチンが体から完全に抜ける	気管支の収縮がとれ、呼吸がラクになる

はほぼ100％発症し、なりやすい人では200程度でも兆候が現れるという。

喫煙歴があり、40歳以上で、階段の上り下りで息切れがする、咳やたんが出る、風邪が治りにくい、喘鳴《ぜんめい》（呼吸のたびにゼーゼー、ヒューヒューいう）があるといった症状に心当たりがあったら、なるべく早く呼吸器科を受診すべきだろう。

ＣＯＰＤが怖いのは、進行性で、一度壊れた肺胞はもとに戻らないということだ。治療では、気管支を広げて呼吸を楽にする気管支拡張薬や、たんをとる去痰薬《きょたんやく》、咳を止める鎮咳薬《ちんがいやく》、感染症を防ぐ抗菌薬などを使うことがあるが、すべて「症状を軽くするための治療（対症療法）」であり、肺そのものを元通りにすることはできない。

「ＣＯＰＤの末期になると、酸素ボンベが必要になります。外出するときも持ち運ばなければなりませんし、そこまでして酸素を取り入れても、肺自体がダメージを受けているので、呼吸が楽になりません。呼吸が苦しいというのはどれだけつらいことか、いまタバコを吸っている方たちに分かってほしい」（有岡医師）

さらに、呼吸が苦しくて食事がとりにくくなったりするため、栄養状態も悪くなる。ＣＯＰＤは、悪化すれば死のおそれもある病気といえるのだ。

ＣＯＰＤやがんのほかにも、最近では、喫煙はメタボリックシンドローム（122ページ参照）との関係も指摘されている。

実際、禁煙すれば血圧や血糖値は下がり、体調もよくなる。顔色もよくなるし、がんや呼吸器疾患をはじめ、さまざまな病気のリスクも減る。多くの面で体によい影響が出るのである（表参照）。

タバコはストレスを和らげる道具、嗜好品だという人たちもいるが、何より、自分で体に害のあるモノを入れる行為、そして今回は触れなかったが、副流煙として周囲の人たちへ有害物質をまき散らしている行為が「喫煙」だと再認識したい。

2〜3週間後	1〜9ヵ月後	5年後	10年後
体循環が改善し、歩行がラクになる	咳、全身の倦怠感、呼吸が改善する	肺がん、脳卒中にかかる確率が半分に減る	肺がん状態の細胞が修復される

副流煙

タバコのフィルターを通して吸う煙「主流煙」に対し、タバコから直接、立ちのぼる煙を「副流煙」という。フィルターを通していないなどの理由で、主流煙より多くの有害物質が含まれているとされる。慢性的に吸っていると、肺がんや気管支炎、心筋梗塞《こうそく》など、喫煙者と同じようなリスクを背負うことになる。

オトコの生活習慣病 20 アルコール性肝障害

肥満はアルコールによる肝障害を進める！

厚生労働省「国民健康・栄養調査（2008年）」によると、成人男性の約3人に1人にあたる35・9％に飲酒習慣があった。年代別に見ると、40代は40・7％、50代は47・8％と、ほぼ2人に1人が「飲酒習慣がある」と答えていた。

「酒は百薬の長」といわれるが、その一方で、「過ぎたるはなお及ばざるがごとし」の通り、飲みすぎは体にとって害である。しかしながら、「飲酒と健康の関係について、一般の人が誤解している部分がある」と慶應義塾大学看護医療学部教授（医学部兼担教授）の加藤眞三医師はいう。

新常識1 毎日3合以上飲む大酒家で肝硬変になる率は4人に1人

飲酒は適度ならば食欲増進、血行促進、ストレス解消などが期待され、健康面でのメリットも大きい。しかし、度を超した飲酒は、何かしらの健康被害をもたらす。アルコール消費量と死亡率の関係をグラフにしてみれば一目瞭然だ（図参照）。

アルコールを消費しない（0cc）状態を1として、アルコール消費量と死亡率を比較すると、1日当たり10ccのアルコール消費で死亡率の相対リスクがもっとも低く、30ccあたりで消費しない状態と同じになった。それ以降は急激に増加していることが分かる。要するに飲みすぎるほど命に関わってくるということだ。

アルコールによる害を受けやすい臓器の代表は、やはり肝臓だろう。

アルコールは胃や十二指腸で吸収され、肝臓でアルコール脱水素酵素などにより、

飲酒習慣

「1日当たり1合以上のお酒を週に3回以上飲んでいる」とする。

２００３年に実施された同調査と比較すると、20代以降で飲酒習慣がある男性の割合は、40代で7・8ポイント、50代では2・2ポイント減っていた。飲酒習慣のある者の割合の総数も、前回の調査より1・5ポイント減っていて、35・9％だった。

ちなみに前回の調査より増えていたのは60代、70代以上。60代は41・0％から44・4％に、70代は24・0％から24・6％になった。

アセトアルデヒドという有害な物質に変わる。アセトアルデヒドはアセトアルデヒド脱水素酵素によって酢酸となり、最終的に水と二酸化炭素になって、体外へと排出される。アルコールやアセトアルデヒドなどの有害物質を酢酸へと分解する行程は肝臓内で行われるので、それだけアルコールの影響を直に受けやすいわけだ。

一般的にアルコール性肝障害は、中性脂肪が肝臓に溜まる脂肪肝に端を発し、肝臓に線維が増えるアルコール性肝線維症、強い炎症を繰り返し起こすアルコール性肝炎を経て、硬く萎縮《いしゅく》した肝硬変になり、やがて肝臓の機能が失われると肝不全になる。肝硬変、肝不全へと進行すれば、命を失うおそれもある（イラスト参照）。

ただ加藤医師は、「アルコールは肝障害をもたらすことは間違いないが、誰もが肝硬変になるわけではない」と話す。

「飲酒習慣がある方でも、肝炎や肝硬変に進行する人は意外と少なく、毎日3合以上飲む大酒家でも、肝硬変になるのはせいぜい25%ほどなのです。体質的なものや性差、栄養状態などが関係していると考えられています」

もちろん、これはあくまでも「肝臓」での話。アルコールは肝臓だけでなく、脳や神経、心臓（150ページ参照）、胃腸、膵臓《すいぞう》（149ページコラム参照）など、さまざまな臓器に障害をもたらす。たとえアルコールによって肝臓の健康は損なわれなくても、他の臓器は確実にダメージを受け

図 アルコール消費量と死亡率の関係

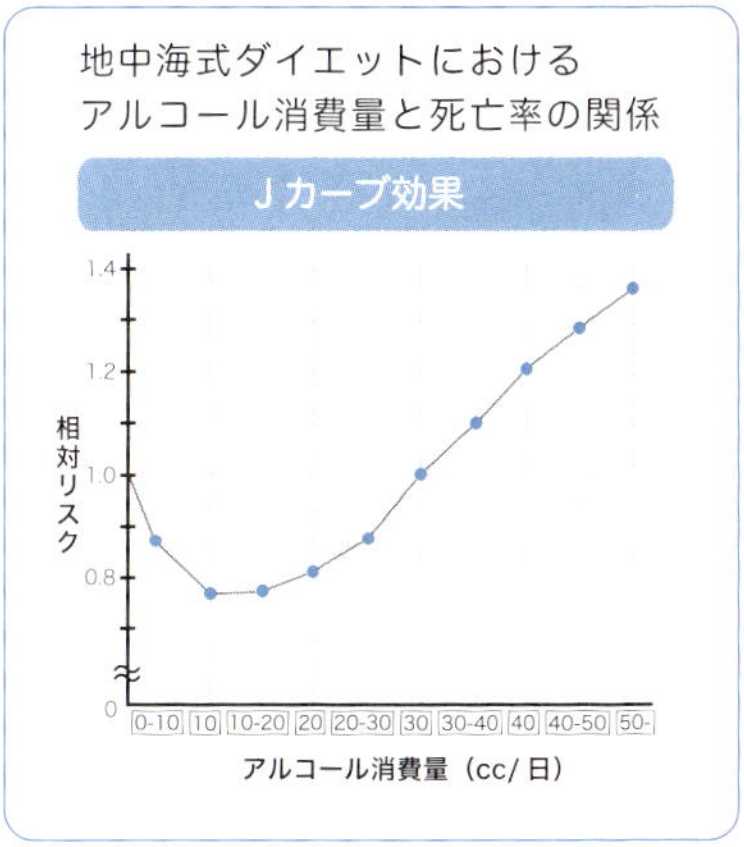

E.B Rim&C. Ellison,Am.J.Clin.Nutr.,61,1378s-82s（1995）

相対リスク

あるリスクについて一つの基準を定め、それを1としたときに、リスクの要因の量（数）によってどうリスクが変化するのかを見るもの。このグラフでは「飲酒をしない状態」を1とし、飲酒量で死亡率がどう変わるかを見ている。

肝臓

肝臓は体のなかでは最も大きな臓器で、成人で1500～2000gの重さがある。炭水化物、タンパク質、脂肪の分解と貯蔵、薬物や毒物の無害化（解毒）をはじめ、さまざまなはたらきを担っている。体に入ってきた栄養素を利用できる状態にしたり、有害な物質を排出したりすることから、肝臓は「体の化学工場」にたとえられることが多い。

アセトアルデヒド

二日酔いの原因物質でもある。アセトアルデヒドは人体にとってたいへん毒性の強い成分で、また発がん性があることが指摘されている。とくに高濃度のアセトアルデヒドの影響を受けやすい口腔、咽頭、食道は、大量の飲酒によってがんを発症しやすいと考えられている。

る。やはり適正な飲酒が大切であることはいうまでもない。

もう一つ、体質といえば、アルコールを分解する能力は個人差があることが知られている。「酒に弱い」人は、アルコールによる害を受けやすく、体を悪くしやすい感じがするが、実はこれも違うそうだ。

「酒に弱い人は、体を壊すほど大量のアルコールを飲めないのです。逆にお酒に強い人は悪酔いしにくく、たくさんの量を飲むことができます。その結果、アルコールによる臓器障害を起こしやすい。だから飲める人ほど節度ある飲酒が大切なのです」（加藤医師）

新常識2 メタボ＋アルコールで肝臓への破壊力は増す！

これまで「肝臓にアルコールの害を受けない人もいる」という新常識を1つ提示したが、実はこれには大きな前提がある。「太っていない」という前提だ。アルコール摂取に肥満が加わると、アルコール性肝障害が一気に進むというのだ。加藤医師はいう。

「アルコールによる肝硬変の進行は、脂肪摂取の量や肥満と正の相関関係があることが分かっています、つまり脂肪をたくさんとり、太っている人ほど肝硬変になりやすいわけです」

慶應義塾大学病院消化器内科の堀江義則医師らが実施した全国調査によると、男性

イラスト アルコールによる肝障害の進み方

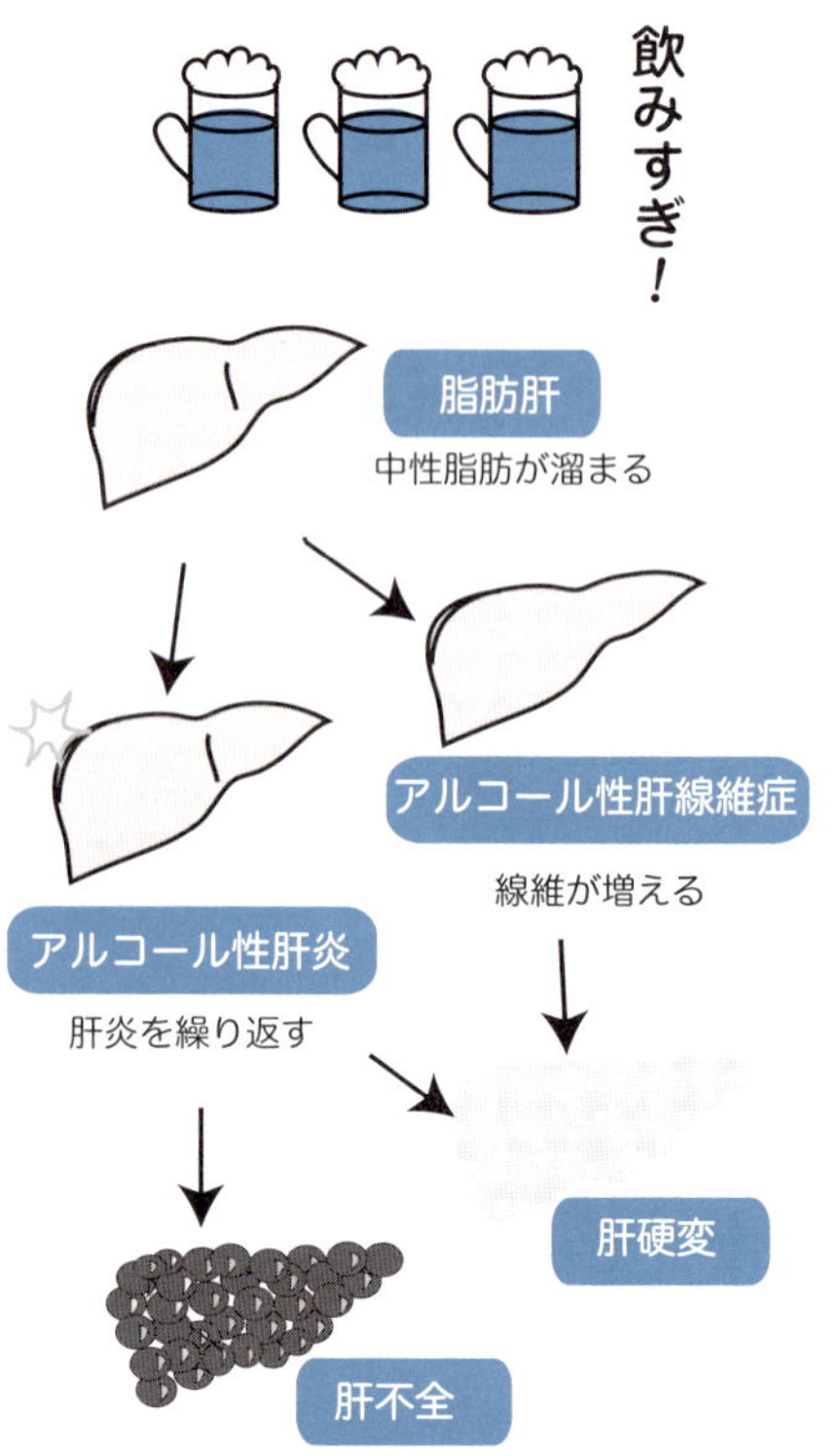

適正な飲酒
アルコール健康医学協会によると、ビールなら中瓶2本、日本酒なら2合、焼酎なら1合強を限度としたほうがよいという。もちろん休肝日を作る、食べながらゆっくりと飲むことも大切だ。

BMI
123ページの脚注参照。

肝硬変患者1091人（平均年齢55・3歳、1日平均飲酒量5・6合）のうち、BMI25以上の肥満の人は42・4%だった。厚生労働省の調査（2003年国民健康・栄養調査結果の概要）では、肥満男性の割合が3割程度だから、明らかに前者のほうが多い。

飲酒をいつまでも楽しみたいのであれば、まずは自らの体型をチェックし、BMIが25以上なら早急に減量を始めるべきだろう。

新常識3 飲酒前の乳製品、飲酒後の水 実は意味がない！

早くアルコールを抜きたいときは汗や尿をたくさん出せばよい、飲む前に乳製品をとると悪酔いしないなど、飲酒には、さまざまな「悪知恵」の言い伝えが少なくない。

しかも、こうしたものには実は根拠がないようだ。

「例えば、お酒を飲んだ後、サウナに入ったり、水をたくさん飲んだりすれば、アルコールが早く体から抜けるというのは間違いです。汗や尿から出るアルコールは2～10%と微々たるものです。サウナに入ろうが、水を飲もうが、肝臓で代謝されるのを待つしかないのです。むしろサウナで寝込んでしまい、熱中症で重体となる人もいるのです」（加藤医師）

また、飲酒前に牛乳、チーズなどの乳製品をとるのも誤り。アルコールはこれらがあっても確実に吸収される。乳製品などで胃を守っているつもりでも、たいしたケアにはならないようだ。むしろ脂肪を多くとってしまうことのほうが問題だ。

食事中に肉などのタンパク質をたくさんとるのも、基本的にはお勧めできないと、加藤医師はいう。

「肉料理にはたいてい脂肪や油もたくさん含まれています。タンパク質をとったつもりで、実はカロリーや脂肪をたくさんとっていたということになり、結果、肥満にも

熱中症
体内の熱が放出できなくなることで、体温調節機能が正常にはたらかなくなって、深部体温（体の中心の温度）が上昇したときに生じる。深部体温が上がることで体のさまざまな機能がダメージを受け、痛みを伴ったけいれん、失神、めまい、疲労、頭痛、吐き気、おう吐などの症状が現れる。

肉料理
肉料理でも料理法によっては、脂肪や油を減らすことができる。お勧めは脂肪が落ちる蒸し料理、ゆで料理、あるいは網焼きなど。カレーやシチュー、スープなどは落ちた脂肪ごと食べてしまうのでNG。見落としがちだが、鍋のシメもやはりよくない。もちろん、揚げもの、炒めものは料理をするさいに油を使うため、脂肪や油の摂取過多やカロリーオーバーにつながる。

つながってしまうのです。豆腐など豆類の良質のタンパク質なら問題ありませんが、肉料理は控えめのほうがいいと思います」

男性諸氏で、ゴルフを趣味としている人も多いだろう。昼間のビールはおいしいが、これも要注意だ。

アルコールの代謝ペースは「100〜140mg／体重kg／時」である。体重70kgの人がアルコール代謝にかかる時間は、ビール中瓶1本が3時間程度。ゴルフのハーフラウンド後にビールを中瓶2本程度飲み、ラウンドを終えて3時間後に車で帰宅するとしたら、まだビール中瓶1本分のアルコールしか分解されていないので、飲酒運転になってしまう。

新常識4 健診の前こそ いつも通りにお酒を飲もう

最後は健康診断について。

酒飲みが飲酒を控える唯一の時期はといえば、「健診前」かもしれない。一般に肝機能はAST、ALT、γ‐GTPなどの血液検査（肝機能検査）で知ることができる。

AST、ALTは肝細胞が壊れると血液中に出てくる酵素で、γ‐GTPは胆管にあってアミノ酸の分解などに関わっている酵素だ。これら物質の血中濃度を調べることで、肝臓などにどれくらいの障害が起こっているかが推定できる。だからこそ、「いつもの飲み方」で健診に臨むことが大切だと、加藤医師は話す。

「肝臓はたいへん再生能力が高いので、一時的な禁酒でも、数値はある程度よくなります。しかし、そうやって健診でいい検査結果を出しても、それがいつもの状態でなかったら、健診の意味がありません。さすがに前夜の飲酒はダメですが、数日前からのセーブはむしろしないほうがよい。**普段通りに飲んで、健診に臨むことが、いつもの肝臓の状態を知ることになり、肝臓の健康維持につながるのです」**

飲酒運転

警視庁によると、酒酔い運転は5年以下の懲役または100万円以下の罰金、酒気帯び運転は3年以下の懲役または50万円以下の罰金となる。もちろん、免許の点数が引かれる（違反の程度によって13〜35点の減点）。

さらに2007年9月からは道路交通法が改定され、これまでは罰則がなかった車両提供（飲酒者に車などを貸す）や酒類提供（運転手に酒類を提供する）、飲酒運転車両への同乗についても罰則が設けられた。

肝機能検査

肝機能検査の一般的な検査項目が、AST（GOT）、ALT（GPT）、γ‐GTP。AST、ALTが高いときは肝臓病が疑われ、なかでもアルコール性の肝障害ではASTがALTより高くなる傾向がある。γ‐GTPは肝臓病のほか胆石や膵炎など、胆管、膵臓などの病気の可能性もある。

COLUMN

アルコールの影響が大きい膵炎《すいえん》 急激に悪くなり命を落とすことも

アルコールの害というと肝臓をイメージする人が多いと思うが、実は肝臓と同じくらい影響を受けやすい臓器がある。それは膵臓だ。

膵臓は十二指腸とつながっている平べったい臓器で、ブドウ糖の代謝に必要なインスリンというホルモンや食べものの消化に関わる酵素を分泌する。この酵素が何らかの理由で活性化して、膵臓自身を痛める病気が膵炎だ。ある日突然、急激に発症する急性膵炎と、膵臓の細胞が長い年月をかけて壊れていく慢性膵炎とがある。

いずれの膵炎にも深く関わっているのが、アルコールの過剰摂取と胆石だ。とくにアルコールとの関係が深く、慢性膵炎のうちアルコールが関係している膵炎患者は67・5%にのぼる（難病情報センターより）。

アルコールを飲みすぎると、膵臓の十二指腸に近い部分に浮腫（むくみ）などが起こり、本来なら十二指腸に流れる膵液が膵臓内にとどまったままになる。さらにアルコールは膵液の分泌を増やしたり、膵臓を直接、破壊したりすることから、膵炎がますます悪化する。

急性膵炎は30代〜50代に多く、重症化することもあるが、一過性であることも少なくない。一方、慢性膵炎は40代〜50代に多く、治りにくい。そうなると、やはり予防が大事だ。

厚生労働省の「慢性膵炎症例に関する全国疫学調査」によると、大量に飲酒を始めてから15〜20年後に慢性膵炎が発症している（図参照）。つまり、上手に節酒すればいいのだ。

膵臓は肝臓と違って再生能力が少ない臓器だ。肝臓が肝炎→肝硬変→肝臓がんと進行するように、膵炎から膵臓がんを発症することはほとんどないが、膵炎そのものが重症化すれば多臓器不全に陥り、命にも関わる。

加藤医師（本文に登場）によると、膵炎の代表的な症状は、みぞおちの痛み。食後に起こることが多く、とくに急性膵炎では体をエビのように丸めてうずくまっていないと耐えられないほどの痛みが出ることもあるという。

「治療については、消化酵素の活性を抑えたり、抗菌薬で合併症を予防したりする急場をしのぐ方法しかありません。治療後はもちろん禁酒が大原則で、脂肪やタンパク質の摂取も制限することになります」（加藤医師）

図　大量飲酒者と慢性膵炎有病患者数の推移

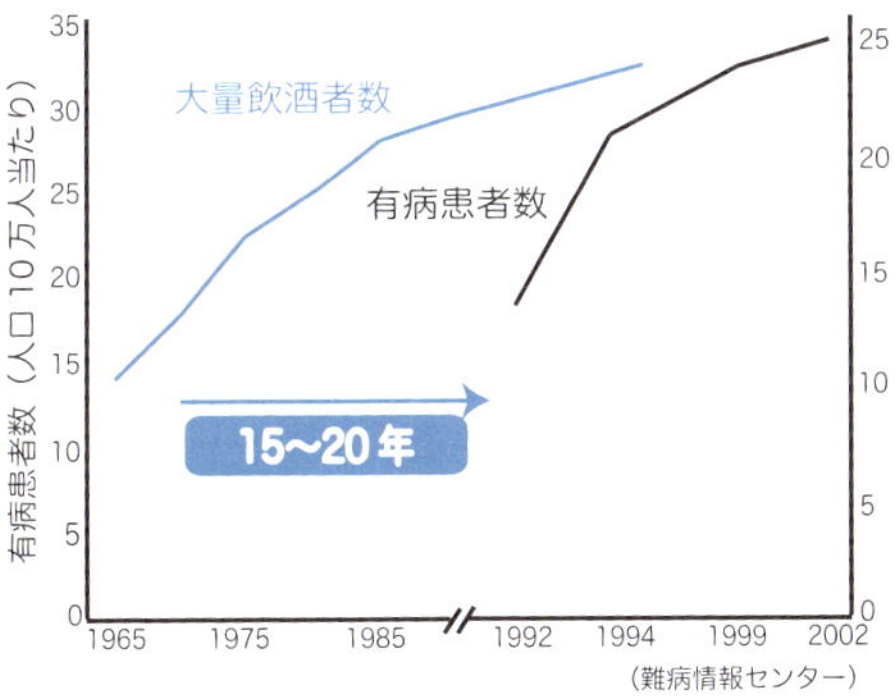

（難病情報センター）

アルコールは心臓の筋肉をダメにする！

「酒は心臓病のリスクを減らす」といわれている。実際、国立がん研究センターが飲酒量と虚血性心疾患などの循環器疾患発症の関連性を調べたものがあり、これによると、飲酒をまったくしない人の相対リスクを1とすると、飲酒量が多い人ほど虚血性心疾患を発症するリスクが下がることが明らかになった。フレンチパラドックスという言葉もある。

しかし、これは本当なのだろうか。これまでに数多くの心臓病患者の治療にあたってきた心臓外科医、東京ハートセンター、センター長の南淵《なぶち》明宏医師に聞いた。

新常識1 過度な飲酒で心臓移植をしなければいけない例も

まず、飲酒により虚血性心疾患のリスクが下がる理由についてだが、これにはアルコールの善玉コレステロール（HDLコレステロール）を増やす作用、血小板の凝集《ぎょうしゅう》を抑える作用などが示唆されている。先の調査やこうしたはたらきをみれば、こと「心臓に関しては」飲酒はよさそうなものだが、南淵医師は「過度の飲酒は心臓にも悪影響を及ぼします」ときっぱり。

「少なくとも、『心筋症』という心臓の病気の原因の一つは、飲酒です」（南淵医師）

心臓は筋肉（心筋）でできた臓器で、この筋肉が一定のリズムで収縮を繰り返すことで全身に血液を送っている（イラスト参照）。心筋症とはこの心筋が何らかの原因で厚くなり、収縮しにくくなる病気だ。血液を全身に送るポンプ機能がうまくはたらかなくなって全身の血液や栄養が不足する

虚血性心疾患
心臓の筋肉に酸素や栄養を運ぶ血管が狭くなったり詰まったりすることで起こる病気。心筋梗《こう》塞《そく》、狭心症がある。

国立がん研究センターの調査
茨城県水戸市など、国内の数ヵ所の市町村に住む40〜69歳の男性、約2万人について10年間にわたって飲酒量と循環器疾患の発症の関連性を追跡調査したもの。

相対リスク
145ページの脚注参照。

ため、だるさや息切れ、動悸などの症状が出てくる。心筋症のうち「アルコール性心筋症」と呼ばれるものは、**日本酒なら1日に4～5合以上を10年以上飲み続けている人で、ほかに原因となる理由がない場合に診断される。**

アルコールがどのようなメカニズムで心筋に悪影響を及ぼすのかは、今のところ分かっていない。ただ、アルコール性心筋症の治療は、やはり断酒に尽きる。一度ダメージを受けた心筋の組織は元に戻らないが、心筋症の原因となる要因が取り払われれば、心臓の機能はある程度まで回復する。また、症状が強い場合は断酒と並行して、症状を取る薬物治療なども行われる。

「ただし、重症化した心筋症になると、断酒や薬物治療だけでは心臓の機能は回復しません。またこの場合、必ず不整脈も同時に発生しているので治療は難しく、人工心臓や心臓移植によらなければ延命できない状況です」（南淵医師）

イラスト 心臓のしくみ

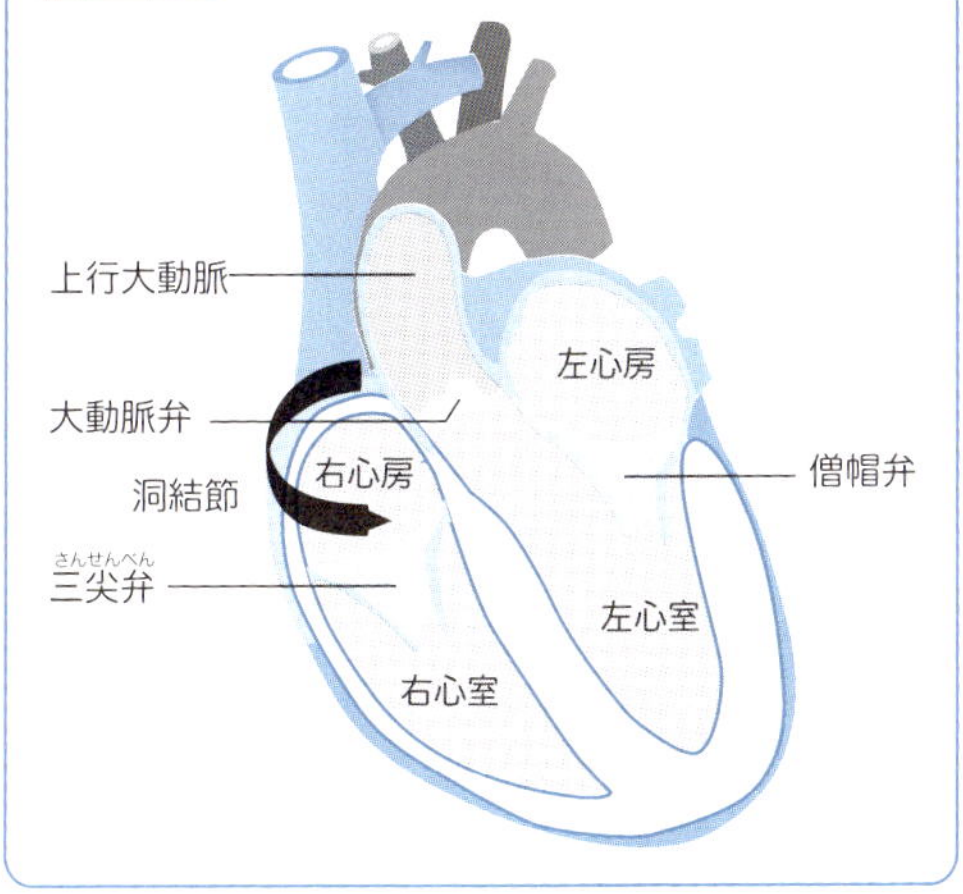

新常識2 心臓はアルコールでダメージを受けやすい

南淵医師は「アルコールで心房細動を起こしているケースも少なくない」と指摘する。心房細動とは不整脈の一種で、心臓の拍動に関係する電気信号が乱れる病気だ。右心房の近くにある洞結節《どうけっせつ》から心房に送られる電気信号は、安静時で1分間に約50～

発症リスクが下がる

飲酒をまったくしない人の虚血性心疾患（心筋梗塞、狭心症など）の相対リスクを1とすると、1日当たり日本酒を1合未満飲む人のリスクは0・3、3合以上飲む人のリスクも0・2と低いことが分かっている。

これに対し、脳卒中については、1日当たり日本酒を1合未満飲む人のリスクは0・8と低かったものの、3合以上飲む人のリスクは1・4と高かった。

フレンチパラドックス

1989年、世界保健機関（WHO）によって組織されたMONICAプロジェクトの報告で、フランスは、虚血性心疾患の危険因子とされる飽和脂肪酸の摂取量や血清コレステロールの値がほかの欧米諸国と変わらなかったにもかかわらず、虚血性心疾患の死者数が少なかった。その理由として考えられたのが赤ワインのポリフェノールで、それ以来、赤ワインは虚血性心疾患によいといわれるようになった。

１００回だが、心房細動が起こると３５０～６００回まで増える。これにより心房が正しく収縮できなくなってポンプ機能が低下し、血液循環が悪くなる。

「心拍の電気信号をつかさどる細胞は、アルコールの毒性によってダメージを受けやすいので、飲酒する人に心房細動が起こりやすいのです。しかも肝臓のアルコール代謝（１４４ページ参照）と違い、アルコールに強い・弱いは関係なく、ある程度の量のアルコールが入った時点で、細胞が壊れていきます」（南淵医師）

何より、アルコールによる心房細動が怖いのは、「酔い」で感覚がマヒし、心房細動に注意を払わない点だ。普通は心房細動で血圧が下がって息苦しくなったり、バクバクと心臓が拍動したりすると、休憩したり、心配になって病院で受診したりする。

ところが、酔っていると「酔っぱらった」ぐらいのとらえ方しかしない。酔うたびにそういう体調になると、次第に慣れてしまう。その結果、アルコール性心筋症や心不全に進行したり、心房細動で左心房の中にできた血液の固まりが脳の血管に流れ込み、脳梗塞を発症したりしてしまう。

「お酒を飲むと心臓がドキドキする人、飲酒歴があって、階段を上るのが最近つらくなった、疲れやすくなったという人は、まずは病院で受診してほしい。心電図や胸部X線検査、超音波検査などで簡単に診断が付きます」（南淵医師）

アルコールによる心房細動の治療の基本はやはり断酒で、そこにβブロッカーなどを用いた薬物治療、ＣＲＴ、カテーテルアブレーションなどが状況によって加わる。ただし、こうした治療で心臓の機能は改善するが、心臓自体が健康な状態に戻ったわけではなく、飲酒を再開すると再発する。ビールであれ、ワインであれ、焼酎であれ、過度の飲酒は、肝臓や膵臓《すいぞう》だけでなく、心臓にも影響を及ぼすことを忘れずにいたいものだ。

βブロッカーなど

心房細動が起こったときに、心拍数をコントロールする薬。これにより動悸が和らぐ。βブロッカーのほかに、カルシウム拮抗薬のベラパミル（製品名ワソランなど）、ジギタリス薬のジゴキシン（製品名ジゴシンなど）などが使われることもある。

CRT

「心臓再同期療法」といい、体内に埋め込んだペースメーカーが心筋の収縮のタイミングを補正することで、心臓の機能を改善させる。

カテーテルアブレーション

カテーテルと呼ばれる極細の管を心臓の中に挿入し、心筋の中で異常を起こしている部分に高周波を流して治療する。「心筋焼灼《しょうしゃく》術」ともいう。

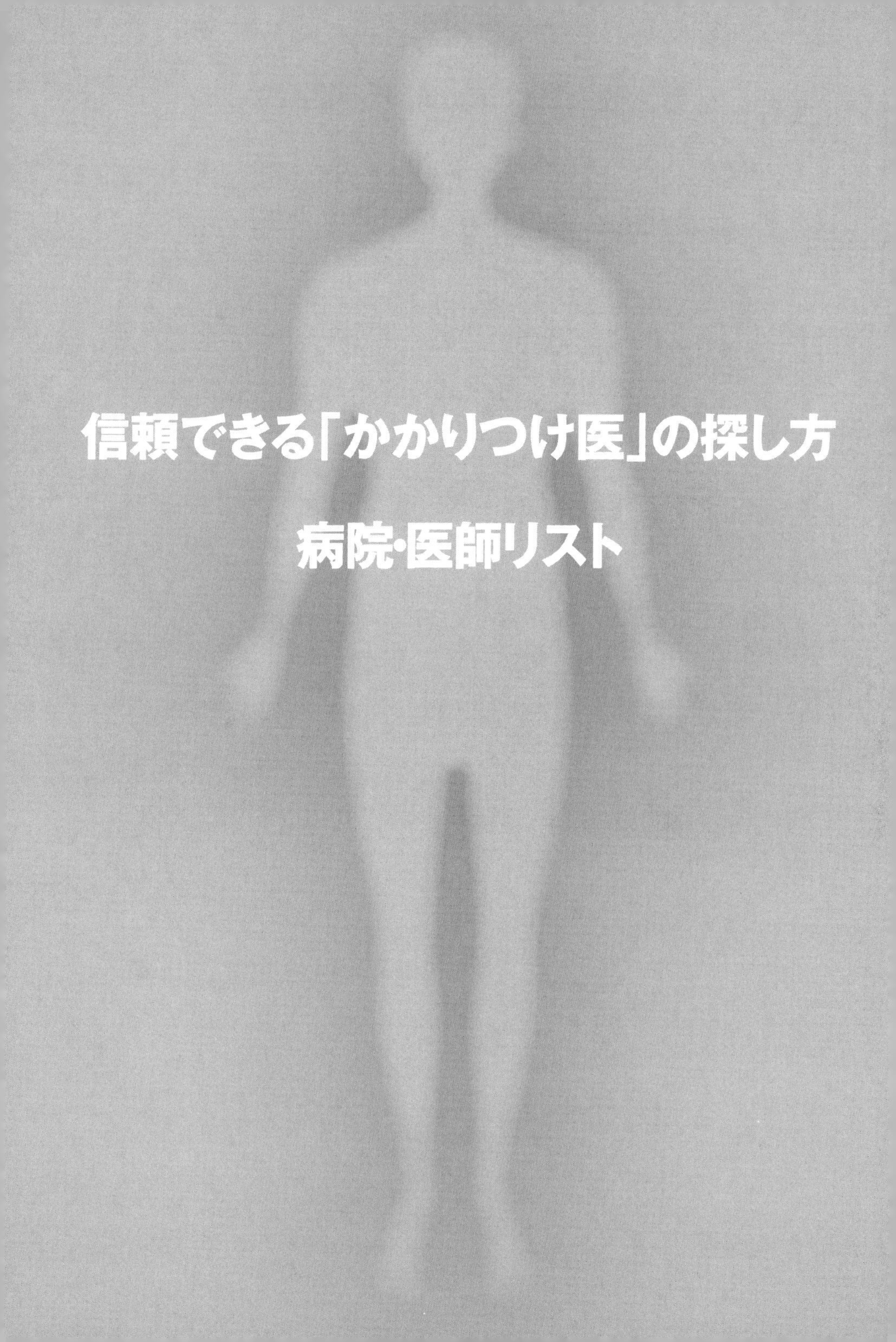

信頼できる「かかりつけ医」の探し方

病院・医師リスト

自分と家族の健康を守るパートナー
信頼できる「かかりつけ医」の探し方

❶ 診察のていねいさをチェックしましょう

○ 患者にきちんとあいさつをし、患者の不安や苦しみなどを注意深く聞こうとする

○ 患者の体によく触れながら診察する

× 患者の表情を見ずに、カルテや検査結果ばかりを見ている

×「この薬を飲めばふつうは痛みが止まるんですけどね」「気にしすぎではありませんか」

❷ 夜間でも連絡が取れるかチェックしましょう

○ 仮に夜間の診療は無理でも、24時間いつでも連絡がとれる

○ 救急体制が整っている病院やその連絡方法について具体的に教えてくれる

× 夜間緊急時に医師自身に連絡がとれず、対応も他人任せ

×「急に具合が悪くなったら、救急当番医に連絡してください」「緊急のときは救急車を呼びなさい」

❸ 経歴をチェックしましょう

○ 専門一筋ではなく、総合病院などで多種多様な病気を診た経験がある

○「私は内科で呼吸器を専門に診てきました。内科に関しては一通りは理解していますが、自分できちんと診断がつかないときには専門の医師を紹介します」

× 患者を妙に安心させようとする返事や、歯切れの悪い答えしかしない

×「アレルギー研究で有名な○○先生の下にいました」「いくつかの病院の内科にいました」

質問で医師の特性をチェック

本書では、主に特定の領域や病気に関して豊富な知識と診療経験を持つ「専門医」の方々に話を聞いたが、こうした専門医はあなたの住む地域に必ずいるとは限らない。とはいえ、病気になると誰でも不安になるもの。できれば、普段から自分や家族の病気について何でも相談できる医師がいてほしいと思うはずだ。

そんなときに頼りになるのが、日頃から患者の健康状態を把握し、適切なアドバイスを与えてくれる「かかりつけ医」の存在だ。体調がすぐれないときは、まず信頼できるかかりつけ医に診てもらおう。そして、もし専門医を受診する必要があるときや、他の医師の意見が聞きたい場合は、かかりつけ医に紹介してもらえばよいのだ。

では、優秀なかかりつけ医に出会

❹ 適切な紹介先を持っているかチェックしましょう

○ 患者数や手術数などの
具体的なデータや、
医療体制の充実度、
患者や医師同士の評判などをもとに、
適切な医師を快く紹介してくれる

× 「A病院がいいですよ」
「B病院のC先生は○○大学出身で、
准教授をしていたから安心ですよ」

❺ 風邪に対する診察方法でチェックしましょう

○ 患者の症状
（熱・咳・下痢や便秘・尿・体の痛み）
などについて、くまなく話を聞く

○ ていねいに診察する
（聴診器を胸と背中にしっかり当てて
呼吸音を聞く／のどの奥をよく覗き、
首の周りのリンパ節に触れる／
患者を横にさせて腹を触り、
痛みの有無を確認したり、
聴診器で腸の動きを確かめる）

○ 症状が悪化した場合は再受診を勧める

× 症状を一通り聞いて、
少しだけのどを診たり
聴診器を当てたりするだけで、
すぐに薬を処方してしまう

❻ 薬の処方のしかたをチェックしましょう

○ 各々の薬の効果や副作用、
飲むタイミング、処方する理由などを
きちんと説明し、
患者と相談しながら
処方する薬を決めていく

× 患者に何の説明もせずに
何種類もの薬を処方する

うためにはどうしたらよいのだろうか。上に、6項目のチェックリストを用意した。もしあなたが6項目のすべてで合格点を与えられると感じた医師がいたら、その後、その医師とは長いお付き合いをするようにしよう。

かかりつけ医は必ずしも個人の開業医である必要はない。人によっては胃腸科の専門病院の医師をかかりつけ医にしたり、整形外科はここの病院、などと決めている人もいる。気軽に訪ねることができ、これからもずっと自分と家族の健康について相談できる医師であればいいのだ。

この6項目はかかりつけ医としての適性を判定するためだけのものではない。医師が信頼できるかどうかを判断する基本中の基本となるものなので、医師の診察を受けるあらゆるケースで、その医師の信頼性を確認したいときに役立てよう。

病院・医師リスト

<table>
<tr><th></th><th>記事</th><th>病院</th><th>肩書き・医師</th><th>住所・電話番号</th></tr>
<tr><td>1</td><td>前立腺炎</td><td>東京慈恵会医科大学
附属青戸病院
泌尿器科</td><td>診療部長
清田浩</td><td>〒125-8506
東京都葛飾区青戸6-41-2
☎03-3603-2111</td></tr>
<tr><td>コラム</td><td>性感染症</td><td>宮本町中央診療所</td><td>院長
尾上泰彦</td><td>〒210-0004
神奈川県川崎市川崎区
宮本町4-1
☎044-211-6581</td></tr>
<tr><td>2</td><td>前立腺肥大症</td><td>渕野辺総合病院
泌尿器科</td><td>部長
設楽敏也</td><td>〒252-0206
神奈川県相模原市中央区
淵野辺3-2-8
☎042-754-2222</td></tr>
<tr><td>3</td><td>勃起障害
(ED)</td><td>東邦大学
医療センター
大森病院泌尿器科</td><td>教授
永尾光一</td><td>〒143-8541
東京都大田区大森西6-11-1
☎03-3762-4151</td></tr>
<tr><td>コラム</td><td>女性
性機能障害</td><td>女性医療クリニック
LUNAグループ</td><td>理事長
関口由紀</td><td>〒231-0861
神奈川県横浜市中区
元町3-115百段館5F
☎045-651-6321</td></tr>
<tr><td>4</td><td>男性
更年期障害</td><td rowspan="2">日本臨床男性医学
研究所</td><td rowspan="2">所長
熊本悦明</td><td rowspan="2">〒160-0023
東京都新宿区西新宿1-22-2
新宿サンエービル14F
☎03-5325-9831</td></tr>
<tr><td>コラム</td><td>早朝勃起</td></tr>
<tr><td>5</td><td>前立腺がん</td><td>東海大学医学部
付属八王子病院
泌尿器科</td><td>医長
内田豊昭</td><td>〒192-0032
東京都八王子市石川町1838
☎042-639-1111</td></tr>
<tr><td>6</td><td>膀胱がん</td><td rowspan="2">癌研有明病院
泌尿器科</td><td rowspan="2">部長
福井巌</td><td rowspan="2">〒135-8550
東京都江東区有明3-8-31
☎03-3520-0111</td></tr>
<tr><td>コラム</td><td>精巣がん</td></tr>
</table>

病院・医師リスト

	記事	病院	肩書き・医師	住所・電話番号
7	**白内障**	**三井記念病院 眼科**	部長 **赤星隆幸**	〒101-8643 東京都千代田区 神田和泉町1 ☎03-3862-9111
8	**男性型脱毛症 (AGA)**	**東京 メモリアルクリニック (クリニック平山)**	院長 **佐藤明男**	〒151-0053 東京都渋谷区代々木2-16-7 山葉ビル2階 ☎03-5351-0309
9	**頭痛**	**汐留シティセンター セントラルクリニック 頭痛外来**	**清水俊彦**	〒105-7103 東京都港区東新橋1-5-2 汐留シティセンター3F ☎03-5568-8700
コラム	**枕外来**	**16号整形外科**	院長 **山田朱織**	〒252-0221 神奈川県相模原市中央区 高根1-3-7 ☎042-776-2211
10	**歯周病**	**デンタルみつはし**	院長 **三橋純**	〒156-0043 東京都世田谷区松原3-28-6 A&Aオークビル1F ☎03-3327-8170
コラム	**歯科用顕微鏡**			
11	**四十肩・ 五十肩**	**船橋整形外科病院 スポーツ医学センター 肩関節・肘関節外科**	部長 **菅谷啓之**	〒274-0822 千葉県船橋市飯山満町 1-833 ☎047-425-5585
コラム	**スポーツ障害**			
12	**腰痛**	**弘前記念病院 整形外科**	副院長 **三戸明夫**	〒036-8076 青森県弘前市境関西田59-1 ☎0172-28-1211
		岩井整形外科 内科病院	院長 **稲波弘彦**	〒133-0056 東京都江戸川区南小岩8-17-2 ☎03-5694-6211

病院・医師リスト

	記事	病院	肩書き・医師	住所・電話番号
12	**腰痛**	**お茶の水整形外科・機能リハビリテーションクリニック**	院長 **銅冶英雄**	〒101-0062 東京都千代田区神田駿河台 4-1-2　昭栄お茶の水ビル4階 ☎03-5577-6655
13	**過敏性腸症候群（IBS）**	**島根大学医学部附属病院 消化器・肝臓・健診予防内科**	教授 **木下芳一**	〒693-8501 島根県出雲市塩冶町89-1 ☎0853-23-2111
コラム	**出雲スケール**			
14	**痛風**	**東京医科大学 医学総合研究所**	所長 **西岡久寿樹**	〒160-8402 東京都新宿区新宿6-1-1 ☎03-3351-6141
15	**尿路結石**	**東海大学医学部 付属病院 泌尿器科**	講師 **臼井幸男**	〒259-1193 神奈川県伊勢原市下糟屋143 ☎0463-93-1121
コラム	**水腎症**			
16	**メタボリック シンドローム**	**お茶の水整形外科・機能リハビリテーションクリニック**	院長 **銅冶英雄**	〒101-0062 東京都千代田区神田駿河台 4-1-2　昭栄お茶の水ビル4階 ☎03-5577-6655
コラム	**閉塞性 動脈硬化症**	**小倉記念病院 循環器内科**	部長 **横井宏佳**	〒802-8555 福岡県北九州市小倉北区 浅野3-2-1 ☎093-511-2000
17	**高血圧**	**埼玉医科大学病院 腎臓病センター 腎臓内科**	診療科長 教授 **鈴木洋通**	〒350-0495 埼玉県入間郡毛呂山町 毛呂本郷38 ☎049-276-1111
18	**認知症**	**筑波大学附属病院 精神神経科**	教授 **朝田隆**	〒305-8576 茨城県つくば市天久保2-1-1 ☎029-853-3900

病院・医師リスト

	記事	病院	肩書き・医師	住所・電話番号
コラム	**iNPH**	**国家公務員共済組合連合会 東京共済病院脳神経外科**	院長 **桑名信匡**	〒153-8934 東京都目黒区中目黒2-3-8 ☎03-3712-3151
19	**タバコの病気**	**聖路加国際病院一般内科**	医長 **有岡宏子**	〒104-8560 東京都中央区明石町9-1 ☎03-3541-5151
20	**アルコール性肝障害**	**慶應義塾大学看護医療学部**	教授 **加藤眞三**	〒252-0883 神奈川県藤沢市遠藤4411 ☎0466-49-6200
コラム	**アルコール性膵炎**			
21	**アルコール性心筋症**	**東京ハートセンター**	センター長 **南淵明宏**	〒141-0001 東京都品川区北品川5-4-12 ☎03-5789-8100

伊藤 隼也（いとう しゅんや）

医療ジャーナリスト・写真家
94年に自身の父親を医療事故で亡くしたことをきっかけに
医療問題に深い関心を持ち、国内外を問わずさまざまな医療現場を精力的に取材。
03年からフジテレビ「とくダネ!」にてメディカルアドバイザーを務める他、
テレビ・雑誌・書籍など多数のメディアでより良い医療のあり方を追求・発信し続けている。
08年10月に起きた「脳出血・妊婦たらい回し」事件では、
東京都の周産期救急搬送システムの不備を徹底検証した記事（週刊文春）が、
09年第15回「編集者が選ぶ雑誌ジャーナリズム賞」大賞を受賞。

オトコの病《びょう》気《き》 新《しん》常《じょう》識《しき》

2011年5月31日　第1刷発行

編　著　伊《い》藤《とう》隼《しゅん》也《や》
発行者　持田克己
発行所　株式会社 講談社
〒112-8001
東京都文京区音羽2-12-21
電話　編集部　03(5395)4030
　　　販売部　03(5395)4415
　　　業務部　03(5395)3615
印刷所　慶昌堂印刷株式会社
製本所　株式会社国宝社

ISBN978-4-06-216281-4